為什麼你的膝蓋痛一直好不了？

4步驟 找出痛點根源，對應正確體操才有效

根治膝痛 膝力重生

醫學博士 銅冶英雄 著 蘇珽詡 譯

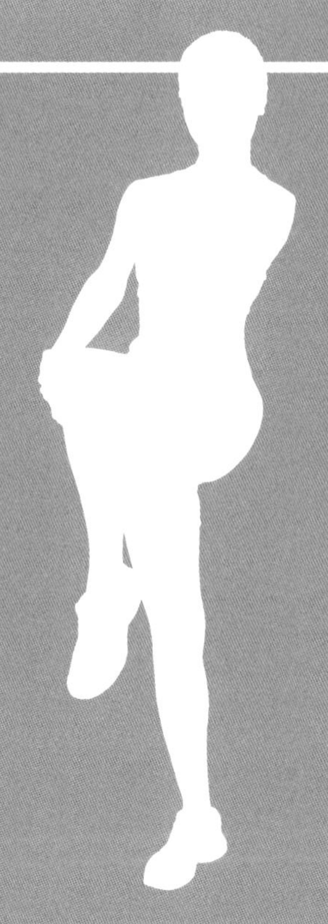

前言——體操會把膝蓋疼痛的地方告訴我們

「疼痛引導體操，是什麼樣的體操呢？」我想很多人拿起這本書來看的時候，應該都會有這個疑問。我先來介紹這個體操的部份動作吧。

請看下列的照片，雙手放在膝蓋上，然後試著伸直膝蓋的關節。

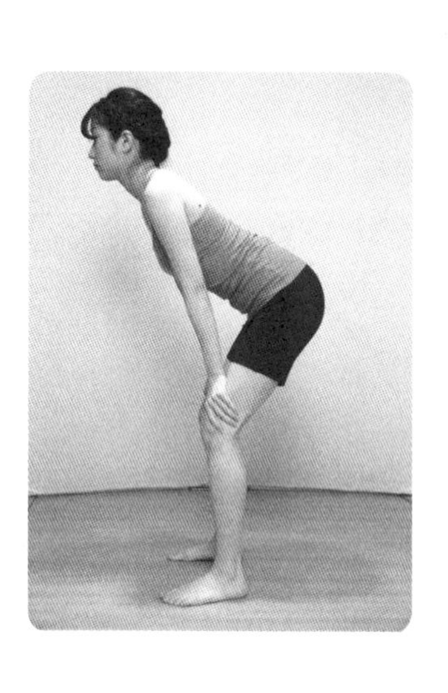

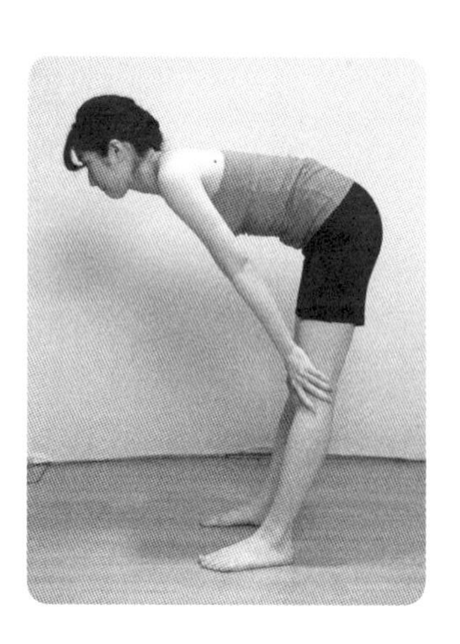

請把這個體操重複做10次，如果疼痛感有減輕的話，你的膝蓋痛就是**「膝關節伸展改善型」**。

做了膝蓋伸展體操之後疼痛沒有改善的人，請看著下列的照片，雙手放在膝蓋上，然後試著彎曲膝蓋的關節。

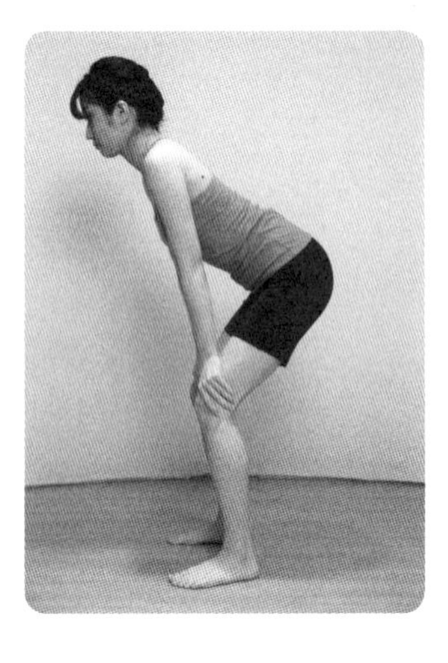

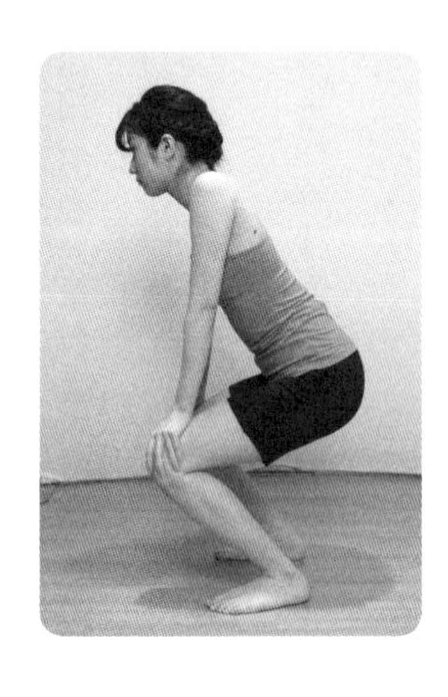

請把這個體操重複做10次，如果膝蓋的疼痛感有減輕的話，你的膝蓋痛就是**「膝關節屈曲改善型」**。

「86%的膝蓋痛，都可以用上述的其中一種體操來改善。」這是本診所調查出的結果。如果做了上述其中一種動作之後膝蓋的疼痛有減輕，本書要講的「疼痛引導體操」就有很高的可能性能夠更進一步地改善你的膝蓋痛。

做了兩種體操都無法改善膝蓋痛的人，也不需要放棄。就如同疼痛「引導」體操這個名字，這個體操將會把你「引導」到改善的目的地。本書也有介紹其他類型的引導體操，所以你一定可以找到符合自己膝蓋疼痛類型的體操。

雖然很唐突，不過我想問一個問題。

各位有聽過**「降落傘實驗」**嗎？

「沒有裝備降落傘的人類直接從飛機上跳出去會發生什麼事？」不會有人為了知道答案就特地從飛機上跳出去看看，因為結果非常地明顯。

像這樣，**故意把幾千萬人都認為是理所當然的事拿來做檢證的實驗，就稱**

為**「降落傘實驗」**。降落傘實驗這個名稱，就是在暗示「這個實驗只是在確認理所當然的事情」，或者再說得明白一點，其實是有「沒用的實驗」這種負面的涵義在裡面。

現在有一種**「人工膝關節置換手術」**可以消除膝蓋的疼痛，治療方法就是把磨損的膝關節換成金屬製的人工膝關節。在現代的整形外科當中，醫生普遍都認為如果要消除嚴重的膝蓋痛（退化性膝關節炎），這是「理所當然的治療方法」。

美國這個一年就進行了將近100萬次人工膝關節置換手術的「人工關節大國」，在2015年進行了一次手術效果的檢證實驗。

關於這項針對「理所當然」的手術的檢證實驗，哈佛大學的卡茨教授強調：**「檢查人工膝關節置換手術效果，這件事情絕對不是降落傘實驗。」**並且提出了以下的結論作為理由。

①接受了人工膝關節置換手術之後，會增加生命危險
術後90天內的死亡率比同年齡層的人還要高（0・5～1％）
②人工膝關節置換手術並不是在每個人身上都有效果
術後6個月，約20％的患者仍然感受到疼痛
③除了人工膝關節置換手術以外也有其他治療方法
就算退化性膝關節炎已經惡化，仍然有三分之二的患者能夠利用運動療法減輕疼痛

這裡，我要先解說一下在膝蓋痛原因當中佔了大半比例的退化性膝關節炎。所謂的退化性膝關節炎，簡單來說就是**「膝蓋的關節軟骨受到磨損而產生的疾病」**。

這是很可怕的疾病，放著不管的話，不只軟骨，連骨頭本身都會受到破壞，最後膝關節會變形，甚至無法移動。

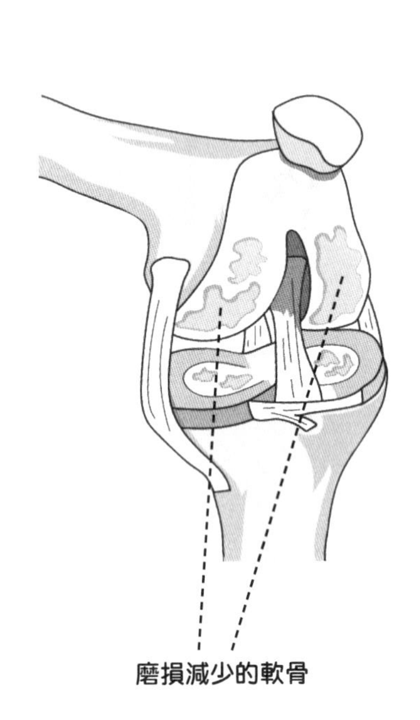

利用日本厚生勞動科學研究費補助金，進行40歲以上日本人退化性膝關節炎罹患率調查，研究顯示，男性的罹患率是41・6％，女性則是62・4％，顯示女性患者人數比較多，而且罹患率會隨著年齡升高。現在日本的人口大約是1億2000萬人，所以可以推斷在日本有膝蓋痛的人口大約是2530萬人

（男性約860萬人，女性約1670萬人）。

可是，日本到現在還沒有一套明確的退化性膝關節炎診斷基準，醫生只能各自依照疼痛情況、診察時看到的狀態，還有X光片來做判斷，這就是日本的醫療現狀。

來到我的診所看診的膝蓋痛患者當中，有些人的情況是**「一直都有去醫院接受治療，但就是治不好」**。在這裡首先要來看一下國際骨關節炎研究學會，針對一般的退化性膝關節炎治療，所制定的「退化性膝關節炎治療準則」（以下簡稱治療準則），我將會順著內容逐一解說。

治療準則首先是推薦大家選擇手術以外的治療方法，也就是所謂的保守治療。

■**生活指導（推薦度97％）**

建議教導患者理解退化性膝關節炎這種疾病，並利用日常生活動作指導、走路動作指導，以及在家中的運動指導，讓患者自己就能進行積極的治療。

■**運動療法（推薦度96％）**

推薦持續做定期的有氧運動、肌肉訓練和關節可動範圍訓練。

■**消炎止痛藥（推薦度93％）**

雖然吃了所謂的「止痛藥」之後疼痛就會減輕，但是長期服用會引起腸胃功能障礙等副作用，所以必須避免長期內服這類藥物。

■**貼布・藥膏（推薦度85％）**

貼布和藥膏的副作用比口服止痛藥少，也比較安全。溫貼布含有辣椒素，是辣椒的一種成分，所以貼在皮膚上會有溫熱的感覺，但是實際上患部的溫度並沒有上升。因為溫貼布的刺激較強烈，所以容易引發皮膚紅疹等副作用。

在此治療準則當中寫著，如果保守治療無法充分消除疼痛，就必須要考慮手術治療。

■關節鏡手術（推薦度60％）

手術內容是利用「關節鏡」這種器具來切除受損的軟骨和半月板，但是有研究指出這項手術跟只切開皮膚的手術（假手術）之間並沒有顯著的差異，因此推薦度偏低。

■高位脛骨截骨手術（推薦度75％）

手術內容是為了矯正造成膝蓋痛的O型腿而在脛骨（小腿內側的細長骨

頭）上端切出一個楔型缺口。但是骨頭癒合需要花費大約三個月的時間，而且就算手術很成功，退化性膝關節炎仍然會慢慢地惡化下去，最後還是必須進行人工膝關節置換手術，所以這項手術被定位在「能夠把人工膝關節置換手術往後延遲十年的手術」。

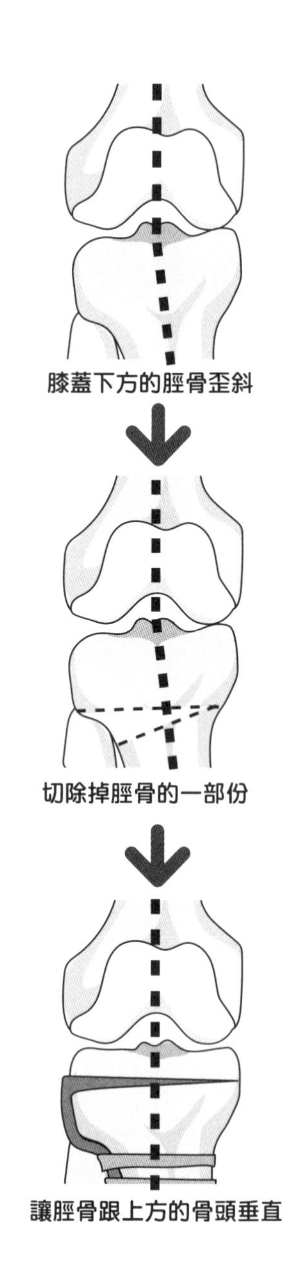

■人工膝關節置換手術（推薦度96％）

手術內容是切除掉磨損的膝關節之後裝上金屬製的人工關節，這是現在的膝蓋痛手術療法的主流。

因為是把磨損的關節換成人造物，所以疼痛會獲得明顯的改善，但是膝蓋將會無法完全彎曲，因此患者會變得無法正座。另外，經過10～20年之後關節可能會鬆掉，到時候就必須再動手術替換新的人工關節。

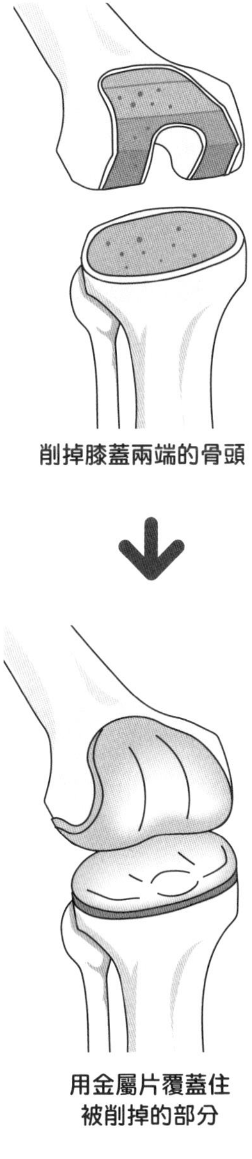

削掉膝蓋兩端的骨頭

用金屬片覆蓋住被削掉的部分

大概是因為人工膝關節置換手術被認為是理所當然的手術，所以從以前到現在幾乎都沒有用科學的方法來證實手術效果的實驗。但是在2015年，丹麥的斯科（Soren T. Skou）等人進行了一項關於人工膝關節置換手術效果的研究。因為結果非常值得討論，所以這邊我將會跟各位講解這項研究的結果。這項研究就是卡茨教授所說「不是降落傘實驗」的研究。

將100個中度到重度的退化性膝關節炎患者，隨機分成**「人工膝關節置換手術組（以下簡稱置換組）」**50人和**「保守治療組（以下簡稱保守組）」**50人，接著對置換組的每個人進行通常的人工膝關節置換手術，另一方面對保守組則進行了運動療法、膝蓋構造的教育、飲食建議、鞋墊製作和止痛藥治療。

結果，在調查一年後膝蓋症狀改善了15%以上的人數比例時，置換組中有85%，保守組中有67%的數據資料。

這項研究當中必須注意的重點有兩個。

第一個重點是，在觀察期間的一年之內，健康上出現重大問題（包含非手術引發的問題）的情況，保守組只有6個案例，但是動了手術的置換組卻有26個案例，可以看出明顯比保守組還要多。

只看膝蓋的話，保守組只有出現1個需要動手術的關節攣縮（可動範圍受限）案例，但是置換組有3個深部靜脈栓塞的案例、3個需要動手術的關節攣縮案例、1個人工關節感染的案例，還有1個股骨（大腿骨）髁上骨折的案例。因此，可以說人工膝關節置換手術是伴隨著風險的治療方法。

另一個重點是，67%的患者證明了接受保守治療也可以獲得顯著的改善。

保守組當中，疼痛改善了15%以上的人數比例是69%（置換組為83%），日常生活動作改善了15%以上的人數比例是59%（置換組為89%），生活品質改善了15%以上的人數比例是69%（置換組為89%）。

這個調查結果讓我明白，**雖然保守治療的改善成績比不上人工膝關節置換手術，但就算只接受保守治療，也還是可以預期會有相當大的改善。**

我以前也曾經幫患者動過手術，所以我並沒有要否定手術的意思。但是，只要一想到手術的缺點，我就不得不承認**「手術只是一個最終手段」**。我認為對於想要立刻改善疼痛的人來說，人工關節是很符合需求的治療方法。但是，在接受手術之前，請先了解手術可能帶來的生命危險以及後遺症。

對於為了避開手術的風險而想要在家改善膝蓋痛的人來說，本書是有價值的。**但是請先理解，如果想要改善疼痛，必須要自己主動勤勞做體操和改善生**

活習慣，同時也需要花費一定的時間。

來到我的診所看診的患者當中，很多人雖然在動手術之後，膝蓋痛也沒有消失，但是做了本書介紹的疼痛引導體操之後，卻出現了非常明顯的改善。所以，不論你面對的是長年的膝蓋痛，還是被宣判「只能動手術」的退化性膝關節炎，其實都不需要放棄。因為膝關節已經跟我們相處幾十年了，所以不要急著把它換掉，請先試著自己實行改善疼痛的各種對策。

PART1將會解說在做疼痛引導體操之前要先進行的疼痛引導診斷。請先理解這個部分再進入做體操的階段。

PART2是利用彩色照片講解在家裡就能做的疼痛引導體操內容。請認真閱讀，並且每天實踐。

PART3是利用圖片來解說會造成膝蓋痛的四個部位。想要克服疼痛的話，了解疼痛生成的機制是非常重要的一件事。

PART4會先講解造成疼痛根本原因的姿勢矯正方法，然後加入日記和飲食療法的元素來說明在日常生活中保養膝蓋的方法。

ＰＡＲＴ５是以Ｑ＆Ａ的形式來解答各種關於膝蓋的疑問。

ＰＡＲＴ６收錄做了疼痛引導體操以後，膝蓋痛確實有獲得改善的患者本人的感想。還有附上改善前與改善後的Ｘ光照片，讓各位從視覺上也可以理解體操的效果。

請各位懷著希望，一起來做疼痛引導體操吧。

銅冶英雄

２０１６年３月

PART 1 首先，利用疼痛引導診斷，來確認疼痛的「類型」吧！

PART 2 來吧，在家裡實踐！「疼痛引導體操」

PART 3 疼痛的原因在這「四個部位」

PART 4 讓膝蓋一輩子都不會痛的生活習慣

PART 5
精準回答！膝蓋痛Q&A

PART 6 靠著疼痛引導體操，重新找回人生的人們

PART 1

首先，
利用疼痛引導診斷，
來確認疼痛的「類型」吧！

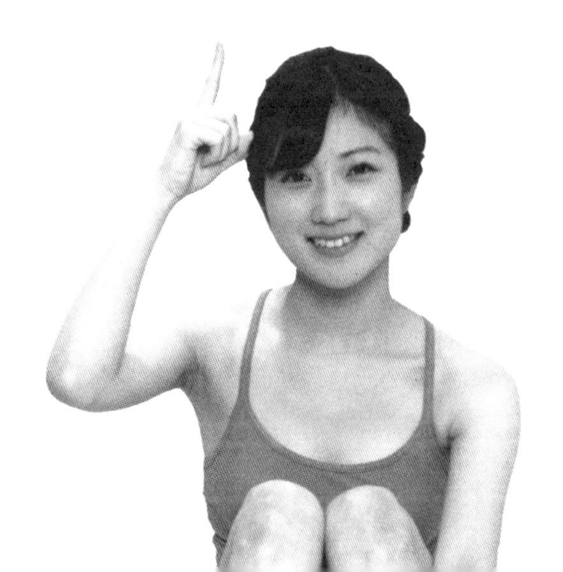

利用動作來發現疼痛的地方，這就是疼痛引導診斷

就算每天拼命做肌肉訓練或健走運動，膝蓋的疼痛也不會減輕。想要根治膝蓋痛的話，找出引發疼痛的部位，然後進行相對應的體操才是最有效的方法。

想要找出最適合的體操，方法就是**「做動作時感受到的膝蓋痛變化」**。當然，疼痛程度、膝蓋的可動範圍、走路的容易度等等膝蓋的狀態，只有患者本人最清楚。所以，也只有本人能夠判斷做什麼運動才可以減輕疼痛，還有做什麼運動反而會讓疼痛更加嚴重。

因此，我研發了一套**「疼痛引導體操」**。讓大家在做特定動作的時候，把膝蓋痛的變化當作線索，先找出引發疼痛的部位，然後從中找到適合自己的運動。

就像汽車導航系統會接收衛星傳來的訊號，然後告訴我們正確的道路。這項治療方法也是把疼痛這個「訊號」當作指引，藉此找到適當的運動方向，然後從最根源來消除疼痛。

不能做疼痛引導體操的人

話雖這麼說，但並不是所有人都可以做這套體操。身體狀況符合下列這些項目的人，很可惜地就是NG了。

●因為摔倒或扭傷而導致膝蓋痛的人

這種膝蓋受傷的情況可能會是韌帶損傷、半月板損傷或骨折，所以應該要先休息，而且必須使用護膝或石膏把膝蓋固定住。

如果是韌帶損傷或半月板損傷，在受傷後等一段時間，等到急性期結束之後就可以做體操了。骨折也是只要痊癒就沒問題了。

●膝蓋痛伴隨著皮膚發紅的人

這有可能是化膿性膝關節炎之類的傳染病，所以不能做體操。針對化膿性膝關節炎，抗生素或膝關節穿刺抽膿治療都很有效果。

●膝蓋有腫瘤的人

雖然這項原因的可能性很低，但是做體操反而會有惡化的危險，所以請先接受醫生的診察，然後接受適當的治療。

●類風濕性關節炎患者、做過人工膝關節手術的人、有正在使用類固醇激素藥劑的人

請先諮詢主治醫生，然後在做體操的時候注意身體狀況。如果在做體操的過程中疼痛感增強的話，請立刻停止動作，盡快接受醫生的診療。

身體狀況沒有符合上述這些項目的人，可以放心地做體操。請務必嘗試看看疼痛引導體操，並且利用體操來改善膝蓋的疼痛。

先來做「疼痛引導診斷」吧

在做疼痛引導體操的時候，請在活動腰部或膝蓋之後確認「**疼痛的強度、可動範圍和走動難易度**」這三點的變化。

①疼痛的強度

疼痛減輕……「改善」

沒有改變……「不變」

疼痛增強……「惡化」

②可動範圍

能夠彎曲伸直膝蓋的範圍變大……「改善」

沒有改變……「不變」

範圍變小……「惡化」

③走動難易度

走路變得輕鬆……「改善」

沒有改變……「不變」

走路變得困難……「惡化」

像這樣進行腰部或膝蓋等各部位的體操之後，請把①～③的結果綜合起來做診斷，如果是「改善」的話，就可以認為那個部位是造成疼痛的原因，接著就要進行適合各部位的體操（請參考PART2）。

如果是「不變」或「惡化」，那就請再嘗試其他方向或其他部位的運動，慢慢找出能夠改善疼痛的體操。

有時候，運動過後，膝蓋痛的位置會改變。

這可能是膝蓋內側的疼痛移動到外側，或者是後方膝窩的疼痛移動到前側。這種疼痛位置的變化會在改善的過程中發生，但也會在惡化的過程中發生。

疼痛範圍變小的時候通常是症狀有在改善，但是因為難以判斷的狀況也很多，所以沒有放進疼痛引導體操的要素當中。**只要記住「疼痛的位置可能會改變」就可以了。**

確認膝蓋痛的「類型」

疼痛引導體操的特長，在於做體操的人可以按照順序嘗試腰部和膝蓋的運動，每做一個運動，就利用疼痛引導診斷來判斷症狀是否有改善、不變或惡化，然後找到適合自己的運動。

就算X光片顯示膝關節有嚴重的變形，變形的地方也不一定就是引發疼痛的部位。首先，請各位先按照書中順序把體操做一遍。

■「腰椎型」的膝蓋痛

從我診所內的資料來看，膝蓋痛的病例有68%跟腰椎（腰部的脊椎骨）有關。因此，不應該立刻就治療膝關節，不管有沒有腰痛，都請各位先做一次腰椎的體操，檢查膝蓋痛的變化。

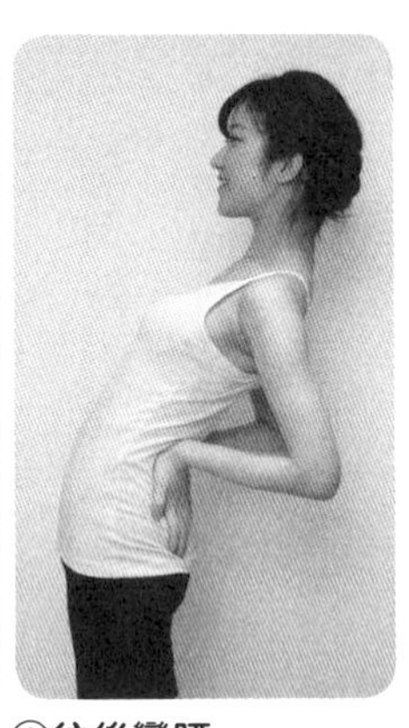

①往後彎腰

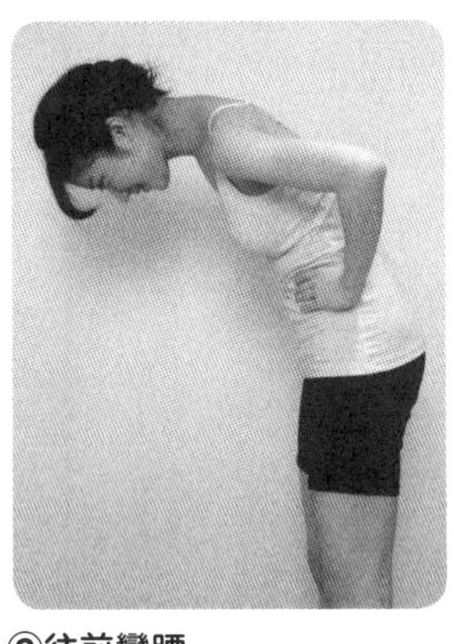

②往前彎腰

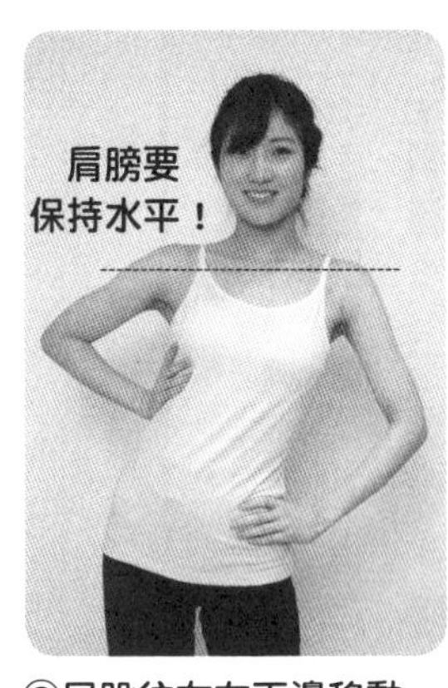

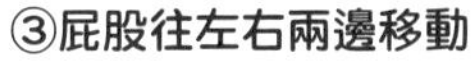

③屁股往左右兩邊移動

具體而言，請按照下列三個動作的順序來做體操。

①往後彎腰（後屈）
⬅ ②往前彎腰（前屈）
⬅ ③屁股往左右兩邊移動（側邊）

如果把腰椎往①～③的任一個方向移動之後疼痛有改善的話，就可以判斷是「腰椎型膝蓋痛」。

而且，對照疼痛改善時腰椎的運動方向，

還可以再分成三種類型。

①後屈時疼痛緩和➡腰椎・後屈改善型（後屈改善型）
②前屈時疼痛緩和➡腰椎・前屈改善型（前屈改善型）
③側邊時疼痛緩和➡腰椎・側邊改善型（側邊改善型）

從我診所內的資料來看，**後屈改善型在腰椎型膝蓋痛當中佔了92%**。所以，一開始先從後屈運動開始做。

首先，請做10次往後彎腰的運動。

如果做了運動之後疼痛減輕、可動範圍變大或走路變得輕鬆，就可以確認是「後屈改善型」。

如果做了後屈之後疼痛沒有改善或甚至惡化，就換成做10次往前彎腰的前屈運動。做了前屈運動之後疼痛減輕、可動範圍變大或走路變得輕鬆的人就是「前屈改善型」。前屈改善型在腰椎型膝蓋痛當中佔8％。

做了後屈和前屈之後疼痛都沒有改善或甚至惡化的人，請試試看站著做10次屁股往左右兩邊移動的運動。做了這個運動之後疼痛有改善的人就是「側邊改善型」。這個類型通常是因為腰椎有異常發生，所以只有單邊的膝關節會出現強烈的疼痛感，而且還有個特徵是屁股移到左右某一邊的時候疼痛會減輕。

■「關節型」的膝蓋痛

如果做了腰椎運動也無法改善疼痛，就繼續做接下來的伸直和彎曲膝關節的運動吧。如果疼痛有減輕的話就是「關節型膝蓋痛」。

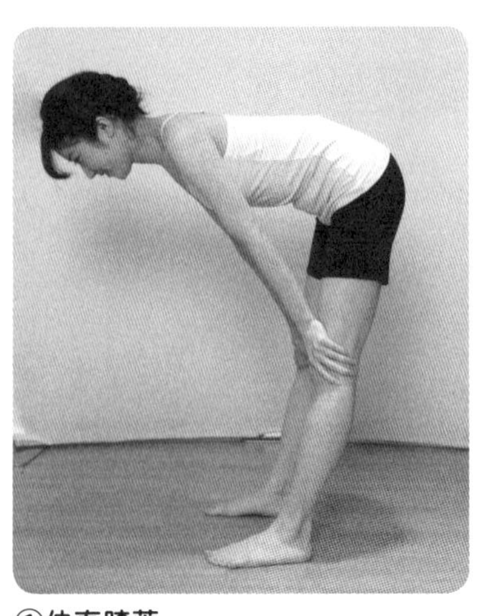

①伸直膝蓋

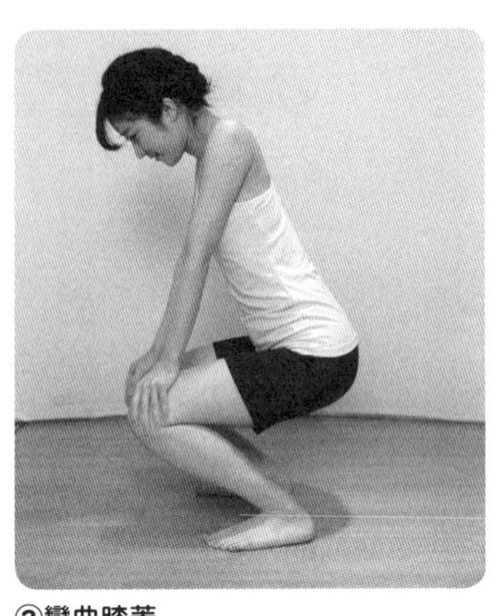

②彎曲膝蓋

①伸直膝蓋可緩和疼痛（伸展改善）

②彎曲膝蓋可緩和疼痛（屈曲改善）

這兩種情況當中，比較多的是前者。**從我的診所內的資料來看，伸展改善型在膝關節型當中佔了86％**。推測原因應該跟生活習慣有很大的關聯。

我們在日常生活中經常坐在椅子上或坐在地上，幾乎整天都維持著膝關節彎曲的姿勢。在榻榻米上面生活的人也經常盤腿坐、跪座或側身坐，膝關節彎曲的時間也是幾乎佔了一整天。像這樣一直彎著膝關節，會導致關節囊（包覆關節的組織）往屈曲方向扭曲，進而產生疼痛。

相反地，因為工作等因素，日常生活中站立時間很長的人，經常會維持著膝關節伸直的姿勢。但是，如果膝關節整天都是伸直的狀態，關節囊就會往伸展方向扭曲，一樣會產生疼痛。

從我診所內的資料來看，屈曲改善型在關節型當中佔了29%。推測原因是關節囊扭曲導致發炎或關節軟骨磨損。如果原因在於關節囊的話，短期內就能感受到體操的效果，但如果原因是發炎，改善疼痛所需要的時間就會根據發炎程度而有所差異。如果原因是軟骨受到磨損，那要花費更多的時間才能感受到效果。

關節型膝蓋痛根據運動方向還可以分成兩種類型。

①伸直膝蓋可緩和疼痛↓關節・伸展改善型（伸展改善型）
②彎曲膝蓋可緩和疼痛↓關節・屈曲改善型（屈曲改善型）

從我診所內的資料來看，伸展改善型在關節型膝蓋痛當中佔了71％，所以，一開始先從伸展運動開始做。

做10次伸展膝關節的運動之後，如果疼痛減輕、可動範圍變大或走路變得輕鬆，那就是「伸展改善型」。最適合這個類型的體操就是在「前言」中有提到的膝蓋伸展體操。

如果伸展關節之後疼痛沒有任何變化或甚至惡化，請檢查看看自己是不是屈曲改善型。如果彎曲膝蓋之後疼痛減輕，就可以歸類為「屈曲改善型」。最適合屈曲改善型的體操就是同樣在「前言」中有介紹過的膝蓋彎曲體操。

我想應該有些人會因為疼痛而不太能活動膝關節，而且也沒辦法順利地做出彎曲伸直的動作。這時候，可以做小幅度搖晃關節的運動。因為晚期或末期的退化性膝關節炎患者可能無法大幅度地移動關節，所以這個體操會特別有效。

關節軟骨是血流很少的組織，所以軟骨的養分都是靠關節液的擠壓作用（milking）來供給。因此，必須靠著小幅度活動膝關節，來促進關節液的循環，必須多花點時間讓關節軟骨慢慢修復。

接下來雖然是有點專業的話題，不過有研究顯示，關節的發炎症狀跟一種叫作NF－κB（NF-kappaB）的物質有關。

現在已經發現，給予軟骨細胞適度刺激的話，NF－κB會減少，發炎症狀也會減輕；但如果給予強烈的刺激，NF－κB就會增加，發炎症狀也會跟著變嚴重。這個現象能夠說明搖晃運動對於關節軟骨型的膝蓋痛有效的原因。

■「髕骨型」的膝蓋痛

如果做了腰椎和膝關節的運動也無法改善疼痛，就要懷疑是髕骨移位引發的膝蓋痛。

用手指壓住髕骨周圍，同時前後搖晃膝蓋。

如果疼痛有減輕的話，就是「髕骨型膝蓋痛」。

通常，我們沒辦法察覺到髕骨的動作。尤其是髕骨往內側或外側偏移的時候，只靠膝蓋體操來控制髕骨的動作是很困難的一件事情。雖然說是骨頭移位，但並沒有嚴重到像脫臼一樣的程度。是因為髕骨周圍的韌帶和肌肉異常地緊張，所以髕骨的移動方向才會稍微往內側或外側偏移。

不過，這種狀態如果長期持續的話，會讓髕骨股骨關節的關節軟骨受到損傷。關節軟骨受損之後，為了限制髕骨的移動範圍，周圍的韌帶和肌肉又會變得更加緊張，逐漸造成惡性循環。

用手指壓壓看髕骨周圍，如果某個部位會感到疼痛（**壓痛點**），就表示髕骨周圍的韌帶和肌肉正處於緊張的狀態。如果在髕骨周圍發現壓痛點，就有可能是髕骨型膝蓋痛。

髕骨型膝蓋痛的疼痛引導診斷，一開始會先讓各位找出髕骨周圍的壓痛點。在這裡希望各位注意一個重點，如果膝蓋彎曲角度太大，會讓髕骨周圍的組織變得緊張，這樣一來手指就會無法壓到深處，壓痛點也會變得難以判斷，請多加留意。

相反地，如果把膝蓋完全伸直，髕骨周圍的組織會變得過於鬆弛，手指壓下去的時候髕骨會移位，一樣會增加尋找壓痛點的難度。因此在尋找髕骨周圍壓痛點的時候，請在膝蓋稍微彎曲的狀態下進行。

髕骨型膝蓋痛，根據壓痛點的位置可以再分成四種類型。

首先請看著左頁的照片①～④，用雙手拇指朝著膝關節深處的中心點按壓髕骨周圍。

如果發現壓痛點的話，請繼續按壓附近的部位，尋找疼痛感最強烈的點。找到之後，請一邊按壓那個壓痛點一邊做體操（參考73頁）。利用體操消除疼痛之後，再繼續尋找其他的壓痛點。

① 按壓髕骨的下內側
可緩和疼痛
➡ **髕骨下內側改善型**

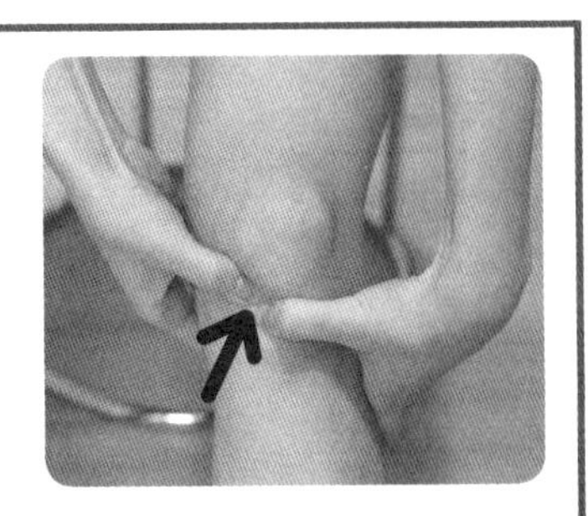

② 按壓髕骨的下外側
可緩和疼痛
➡ **髕骨下外側改善型**

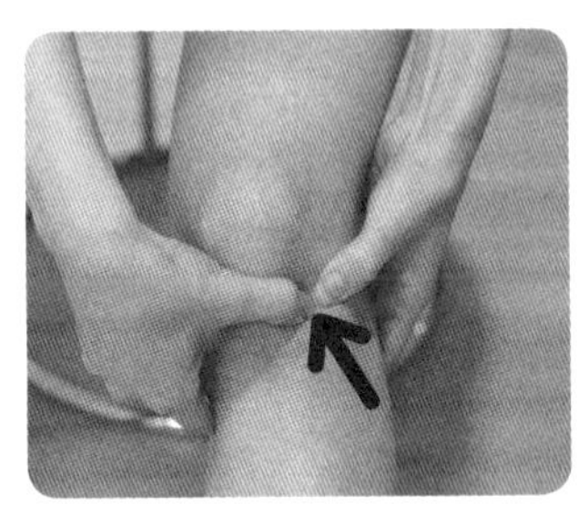

③ 按壓髕骨的上內側
可緩和疼痛
➡ **髕骨上內側改善型**

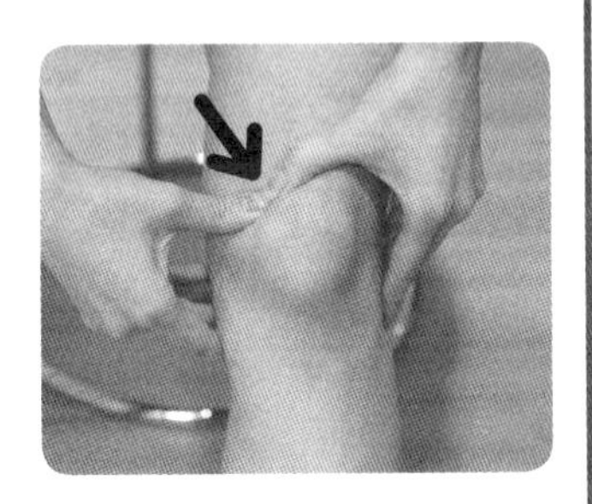

④ 按壓髕骨的上外側
可緩和疼痛
➡ **髕骨上外側改善型**

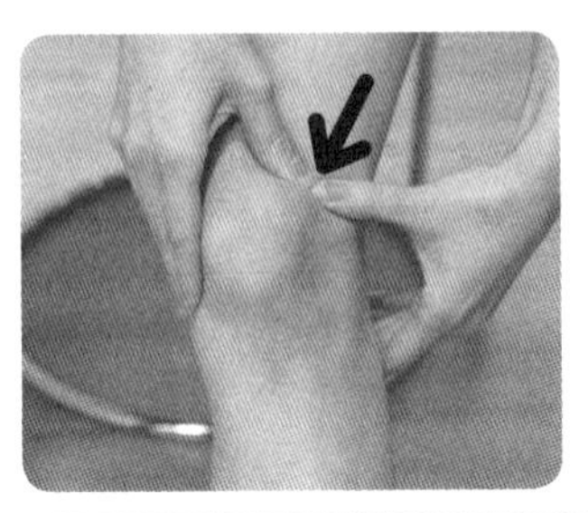

■「肌肉型」的膝蓋痛

如果做了①~④的運動之後仍然感覺到疼痛，請改成一邊按壓肌肉一邊做搖晃運動。如果這樣做之後疼痛有減輕，就可以判斷是「肌肉型膝蓋痛」。

一旦膝蓋出現問題，肌肉就會為了保護關節而過度緊張（防禦性收縮），如果肌肉的緊張長期持續的話，到最後會演變成肌肉隨時處於收縮的狀態（痙攣），肌肉本身就成為疼痛的原因。如果想要改善這種類型的膝蓋痛，讓痙攣的肌肉放鬆是最有效的做法。

跟膝蓋動作有關的肌肉，其實非常多。

●**小腿的肌肉**……小腿三頭肌（腓腸肌、比目魚肌）。

●**大腿的肌肉**……股四頭肌（內側有內側廣肌，外側有外側廣肌，前方有股直肌，深層有中間廣肌）。

●大腿後面的肌肉……腿後腱肌群（股二頭肌、半膜肌、半腱肌）等等。

像這樣，因為很多肌肉都跟膝蓋的動作有關，所以通常是數條肌肉綜合起來成為疼痛的原因。

如果身上有腰椎引發的神經痛，那條神經所支配的肌肉緊張狀態就會增強。關節囊出現扭曲或關節軟骨受損的話，為了抑止關節的活動，膝關節周圍的肌肉也會維持在緊張的狀態。

如果髕骨移位的話，髕骨周圍的肌肉就會變得緊張。接著，肌肉異常緊張的狀態如果持續下去，「痙攣」反而又會讓膝蓋的動作受到侷限，有時候還會對關節造成不良的影響。長年膝蓋痛的患者，就有可能是陷入了這樣的疼痛惡性循環當中。這時候，把活動關節的體操跟緩解肌肉緊張的體操結合在一起做的話會更有效果。

肌肉型膝蓋痛的人，只要按壓肌肉的某一部份，應該就能找到壓痛點，壓痛點會產生彷彿發出了「滋——」一般聲響的鈍痛。雖然膝蓋周圍有很多肌肉，很難清楚分辨是哪一條，不過其實不需要去仔細確認肌肉的名稱，我們只要普通地按壓肌肉，然後找到疼痛的地方就沒問題了。

肌肉型膝蓋痛，根據發現壓痛點的肌肉位置，還可以再分為左頁的四種類型。

① 按壓小腿
可緩和疼痛
➡ 小腿改善型

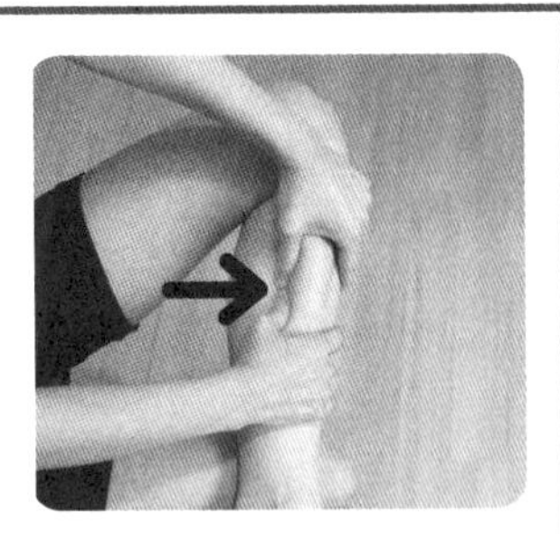

② 按壓內側廣肌
可緩和疼痛
➡ 大腿內側改善型

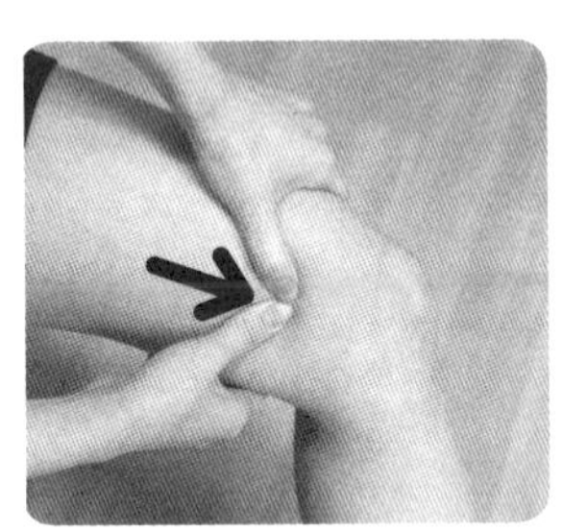

③ 按壓外側廣肌
可緩和疼痛
➡ 大腿外側改善型

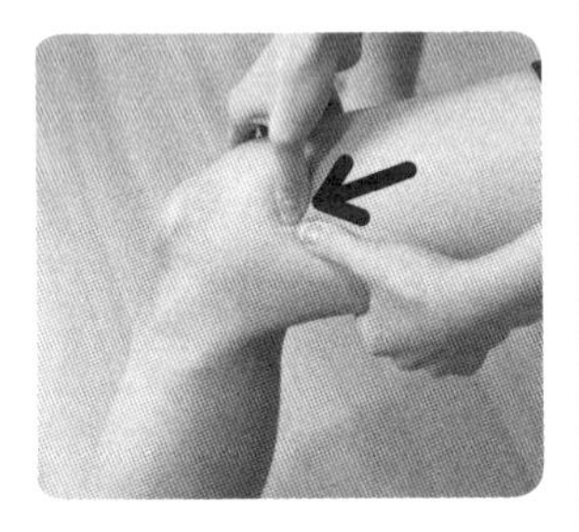

④ 按壓腿後腱肌群
可緩和疼痛
➡ 大腿後側改善型

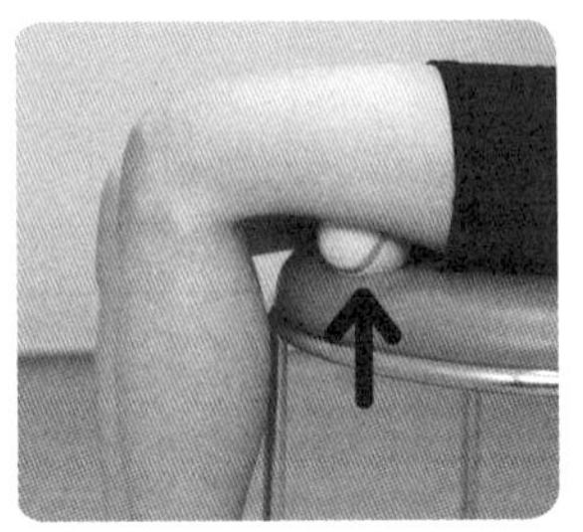

■膝蓋痛的類型可能會改變或同時出現

利用適合自己的體操來改善疼痛之後，某天可能會突然又感受不到效果，或者甚至發生惡化。這時候請再做一次疼痛引導診斷，檢查自己的膝蓋痛類型是否有發生改變。一點一點慢慢調整體操的內容是一個很重要的環節，因為這樣才能讓自己順利達到根治膝蓋痛的目標。

另外，上一頁的四個疼痛部位經常會有多個同時出現。這時候，只要把適合那些疼痛部位的體操結合在一起做，就可以改善疼痛。如果是病程已經很長的患者，請考慮把四個部位的體操全部都做一次。

疼痛引導體操的成敗，跟患者是否有以自身為主體來參與治療有關。請各位時時提醒自己，絕對不要忘記**「不依賴藥物和手術，靠自己治好疼痛」**這個積極的想法，以後一定會看到效果。

膝蓋的圖解
（正面）

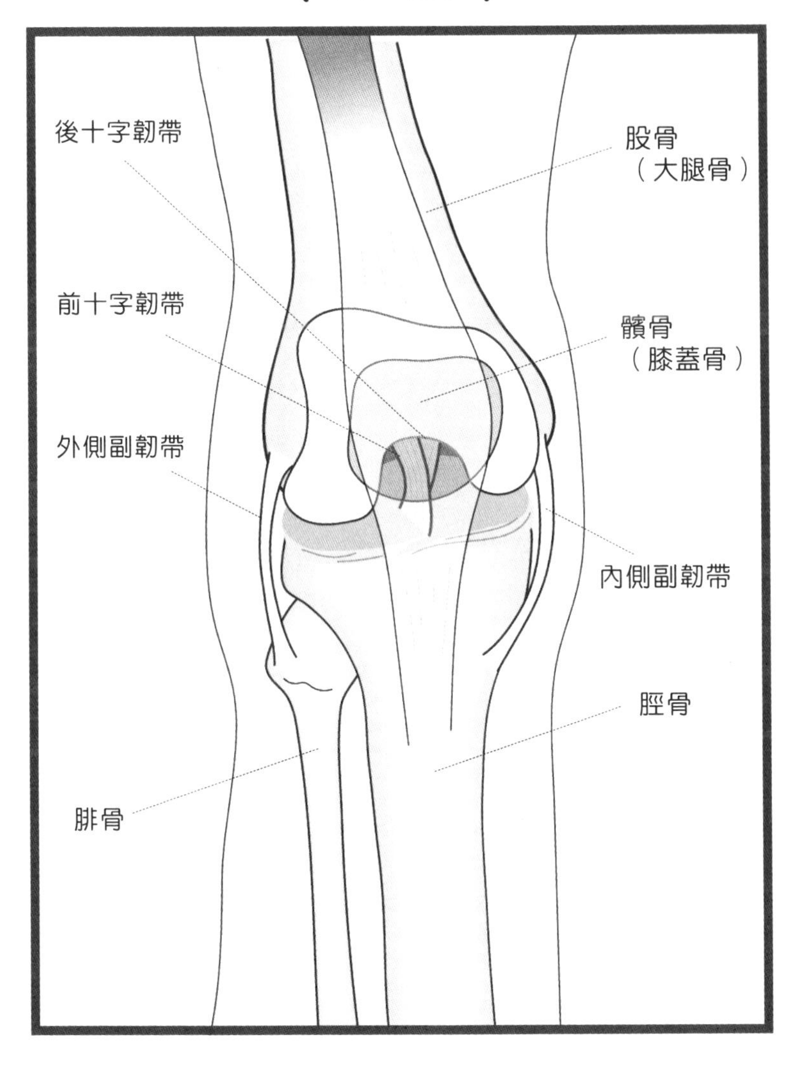

膝蓋的圖解
（側面）

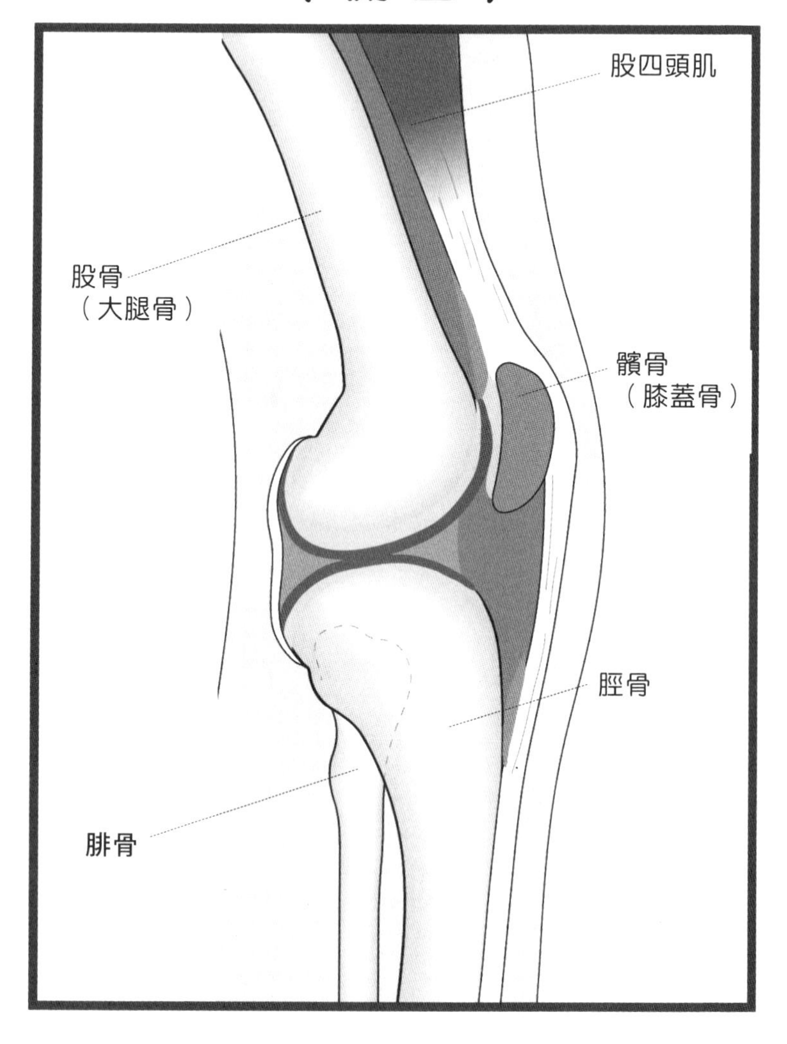

PART 2

來吧，
在家裡實踐！
「疼痛引導體操」

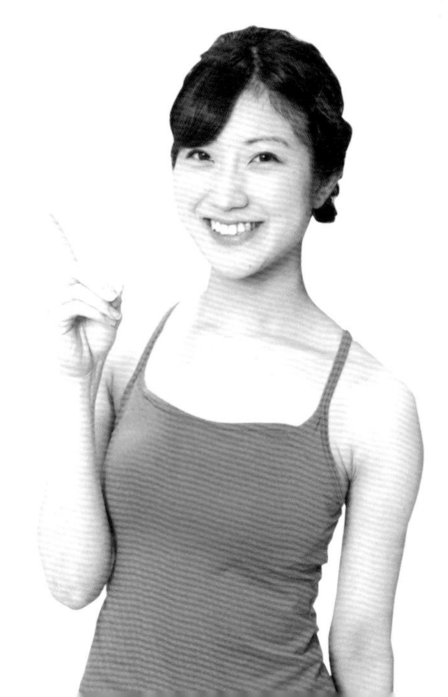

完整流程圖

若下列任何一個體操可以改善疼痛 ➡ 前往 53 頁

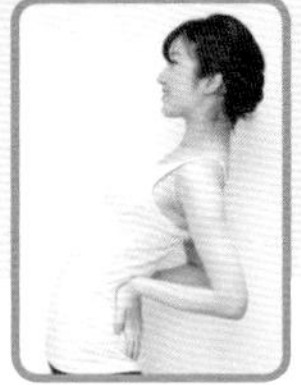
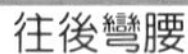
往後彎腰

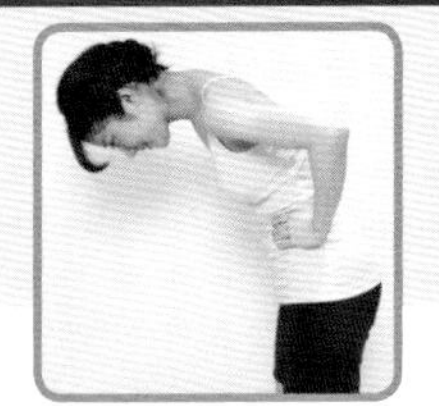
往前彎腰

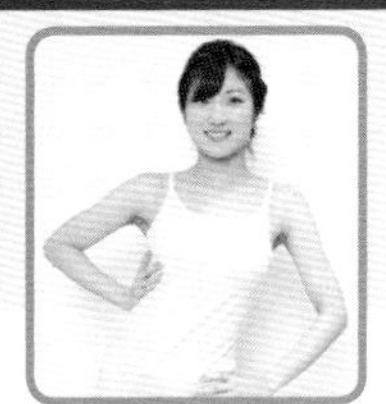
左右移動

若下列任何一個體操可以改善疼痛 ➡ 前往 62 頁

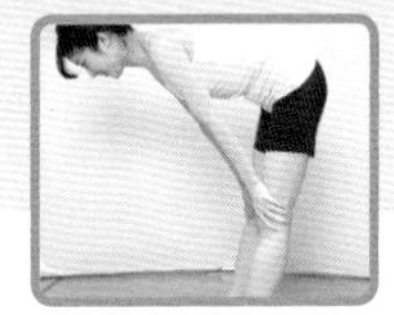
伸直

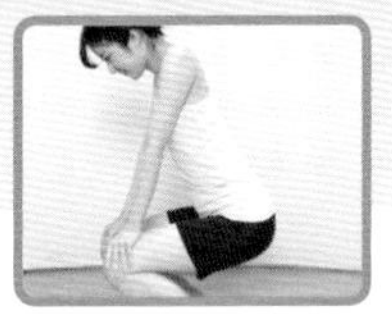
彎曲

若下列任何一個體操可以改善疼痛 ➡ 前往 73 頁

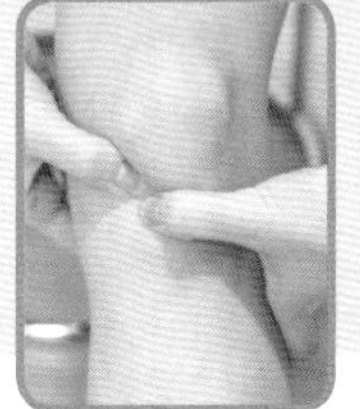
按壓下內側

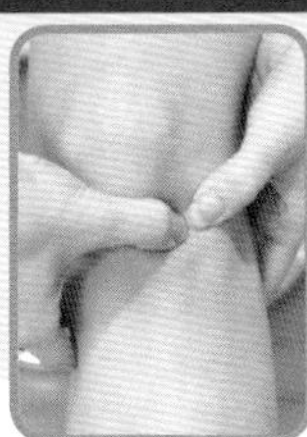
按壓下外側

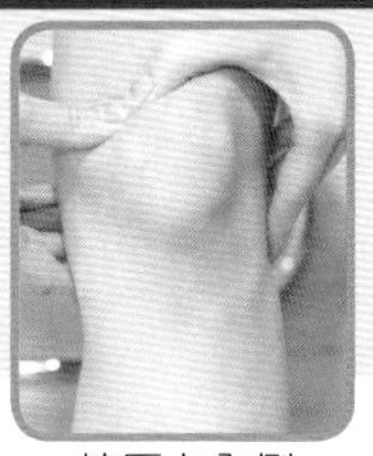
按壓上內側

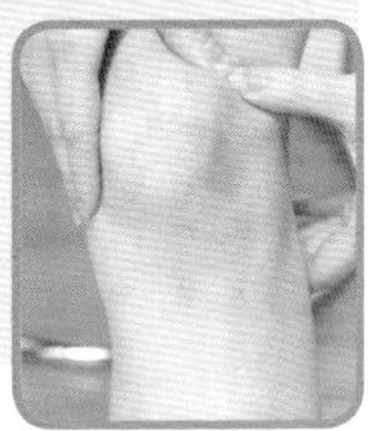
按壓上外側

若下列任何一個體操可以改善疼痛 ➡ 前往 78 頁

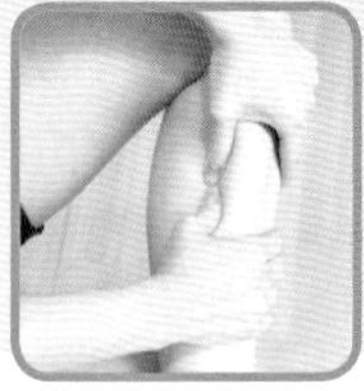
壓迫小腿肚

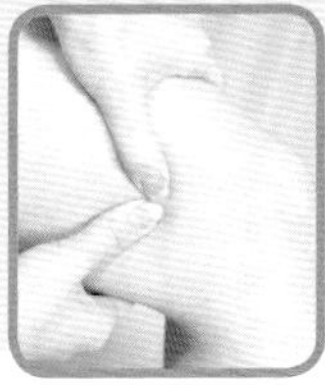
壓迫大腿內側

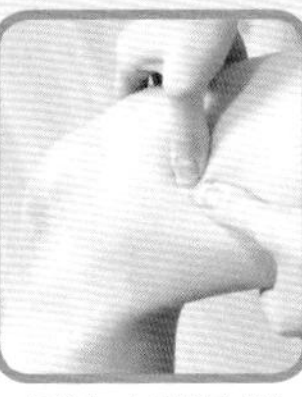
壓迫大腿外側

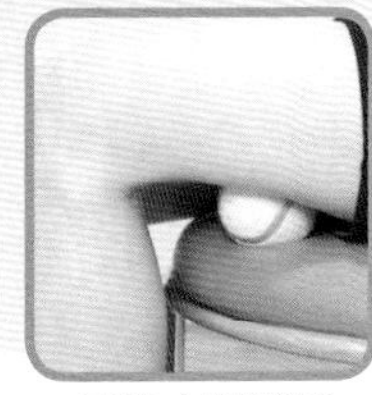
壓迫大腿後側

利用疼痛引導診斷決定疼痛引導體操

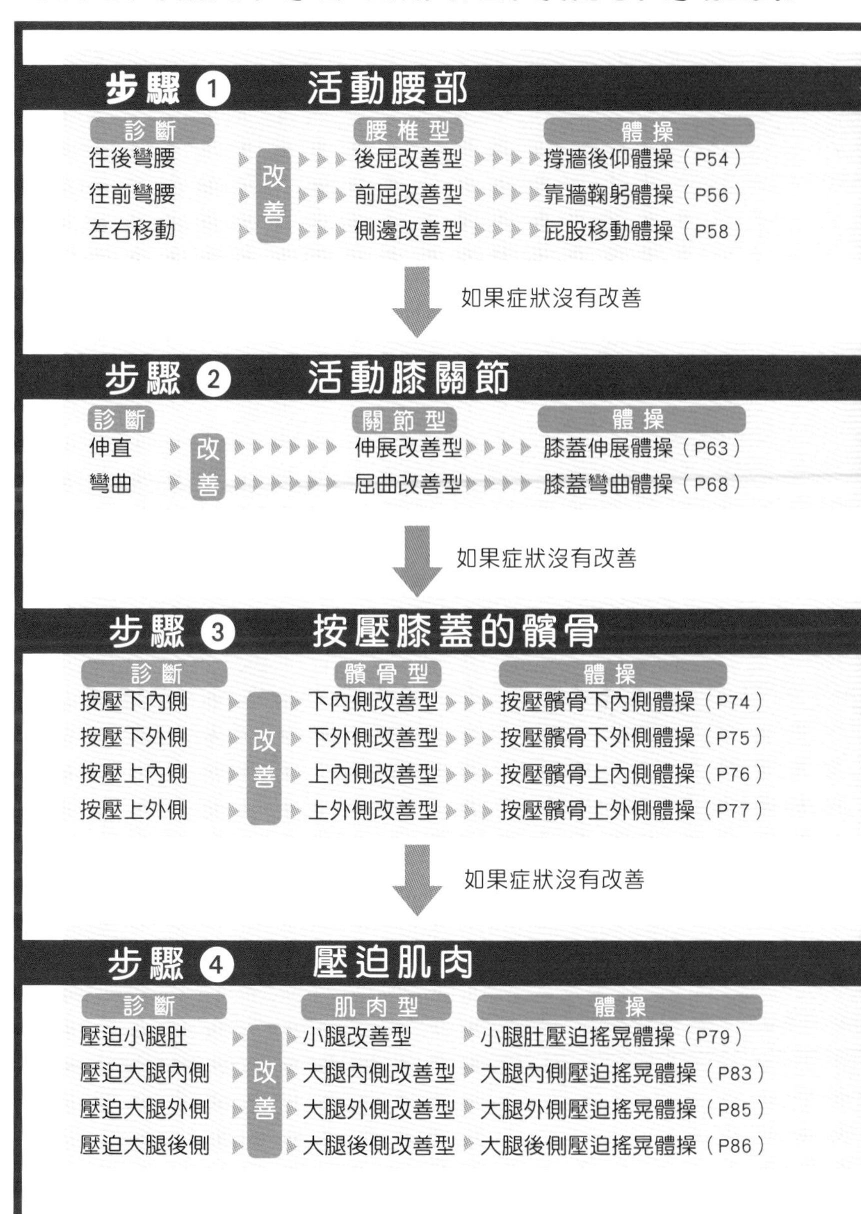

「疼痛引導體操」的三個步驟

STEP 1 做體操之前先進行PART1的疼痛引導診斷，確認自己的疼痛是哪一種類型。

STEP 2 知道自己的類型之後，開始做相對應的體操。

STEP 3 做完體操之後檢查效果，只要有出現改善的反應，就繼續做體操。

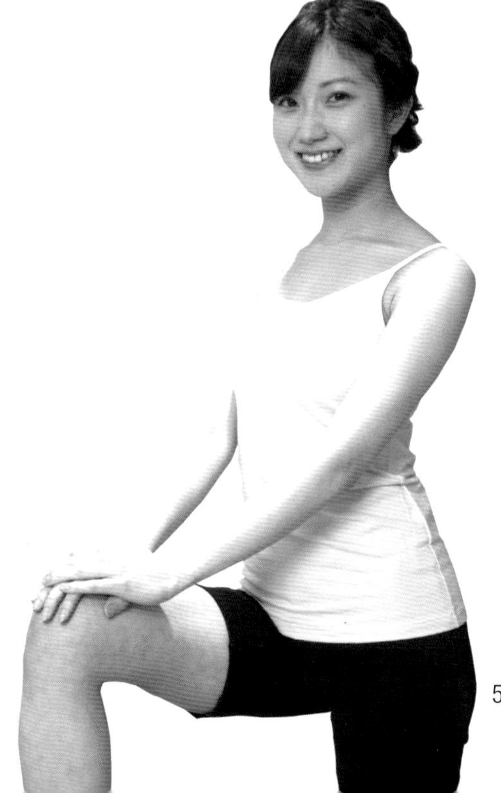

治療
「腰椎型膝蓋痛」！
疼痛引導體操

在撐牆後仰體操、靠牆鞠躬體操和屁股移動體操（右／左）這三個體操當中，選擇一個來做。

在做疼痛引導體操前，請務必先參考上一頁的步驟進行疼痛引導診斷，確認自己的膝蓋痛是哪一種類型。

做完疼痛引導體操以後，請務必再次利用疼痛引導診斷檢查效果。如果跟做體操之前比較起來，疼痛有減輕、可動範圍有變大或走路變得輕鬆，就請繼續做這項體操。如果感受不到效果或甚至發生惡化，可能是現在正在做的體操已經不適合自己了。這時候，請返回疼痛引導診斷重新確認膝蓋痛的類型。

撐牆後仰體操［後屈改善型］

一天的次數：10次1組×5～6組（間隔3小時最理想）

所謂的「撐牆後仰體操」就是雙手貼著牆壁站立，手臂保持水平伸直的狀態，同時腰往後彎，讓腰椎往後仰的體操。

雙手貼在牆壁上，手臂保持水平伸直的狀態同時讓腰椎往後仰。雙手貼著牆壁的狀態下，手臂會支撐住身體，所以能夠安全地進行體操。只要有一面牆壁，不論是在家裡、在職場還是在戶外，在任何地方都可以做這項體操，非常方便。

STEP 1

站在距牆壁半步到一步的位置。雙腳張開與肩膀同寬，縮下巴，臉部平直面向前方。

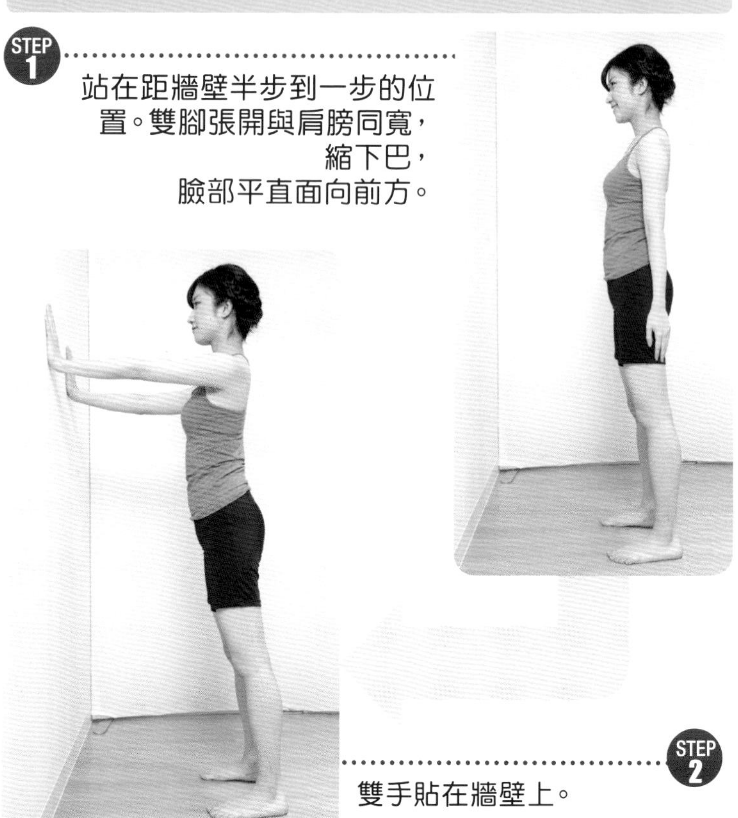

STEP 2

雙手貼在牆壁上。

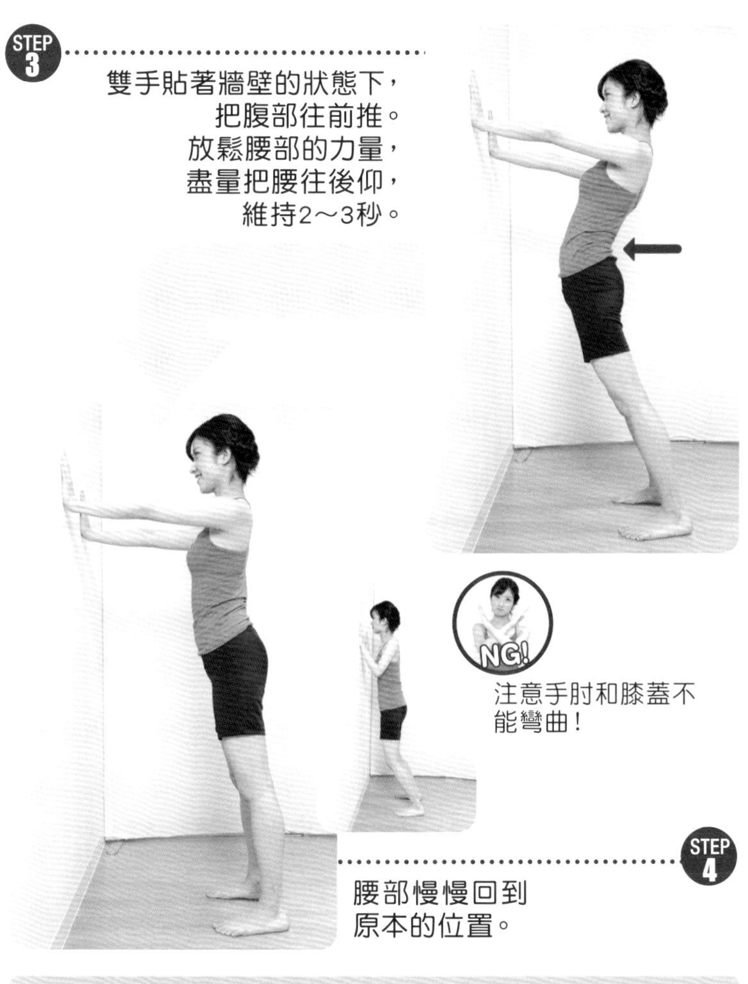

在做整個體操的過程中，請注意不要彎曲手肘和膝蓋。這兩個部位如果彎曲的話，腰椎會變得很難活動，這樣一來就無法得到充分的效果。
另外，還有一個重點是不要依靠反作用力，必須慢慢地把腰往後仰。不一定立刻就會出現變化，請持續做一個星期，然後再確認有沒有效果。

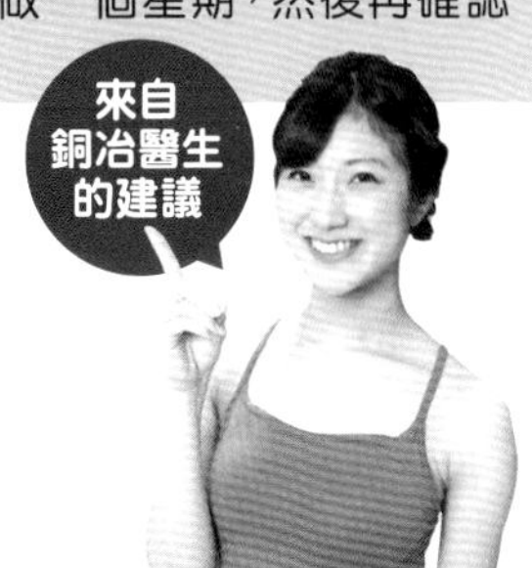

靠牆鞠躬體操［前屈改善型］

一天的次數：10次1組×5～6組（間隔3小時最理想）

因為靠牆可以固定骨盆的位置，所以能夠以安定的姿勢來彎曲容易引發異常的腰椎下半部。

背對牆壁，
站在距離牆壁大約30公分
的位置。

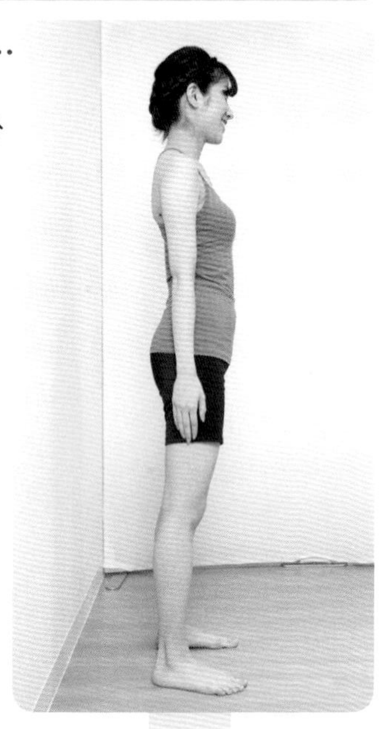

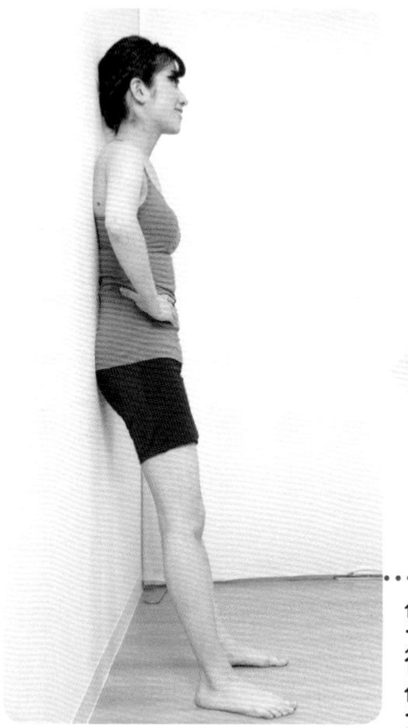

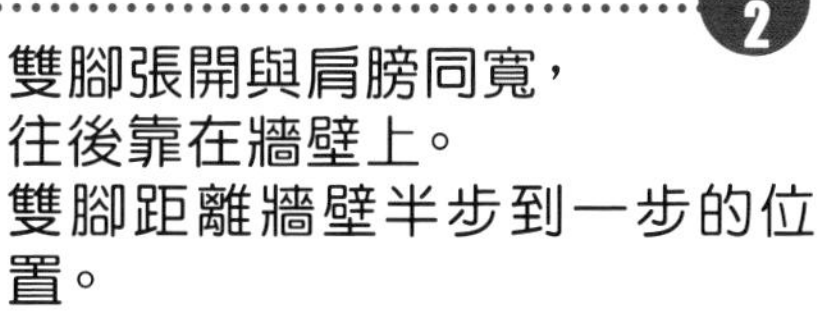

STEP 2

雙腳張開與肩膀同寬，
往後靠在牆壁上。
雙腳距離牆壁半步到一步的位置。

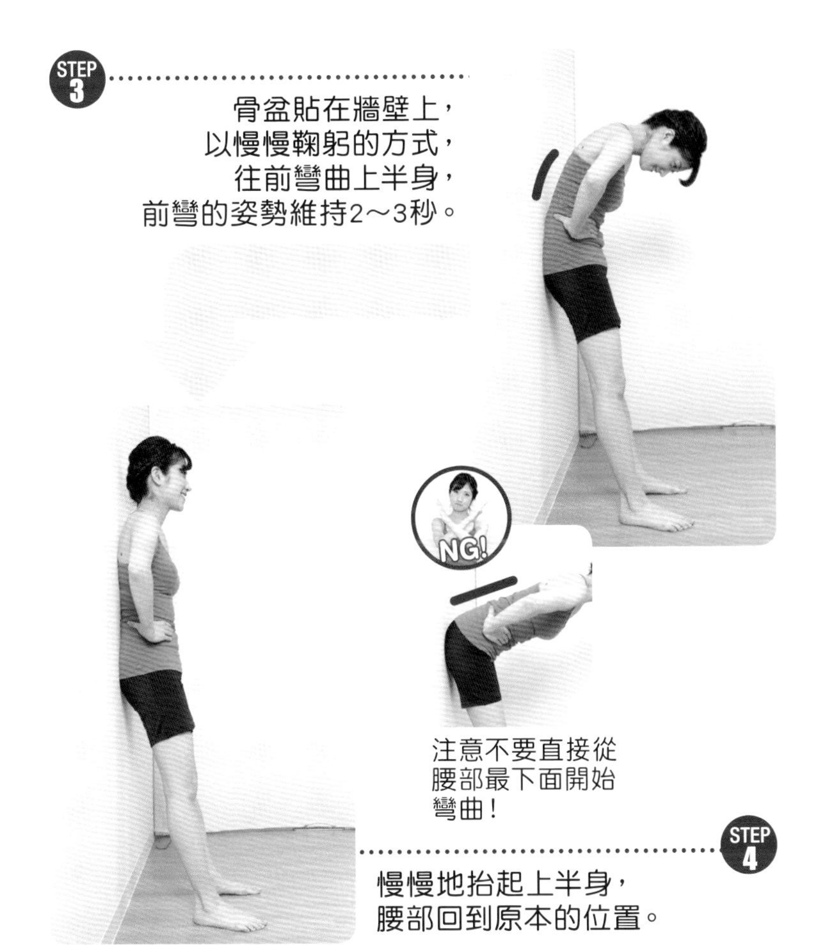

訣竅在於不要用股關節往前彎，單純彎曲腰椎就好。只要在彎腰的時候注意不要讓屁股的上半部離開牆壁，就能順利完成動作。股關節如果彎曲的話，腰椎會變得很難活動，這樣一來就無法得到充分的效果。
請不要出力或依靠反作用力，一邊吐氣一邊慢慢鞠躬。彎曲腰椎是重點，所以不用勉強前屈也沒關係。

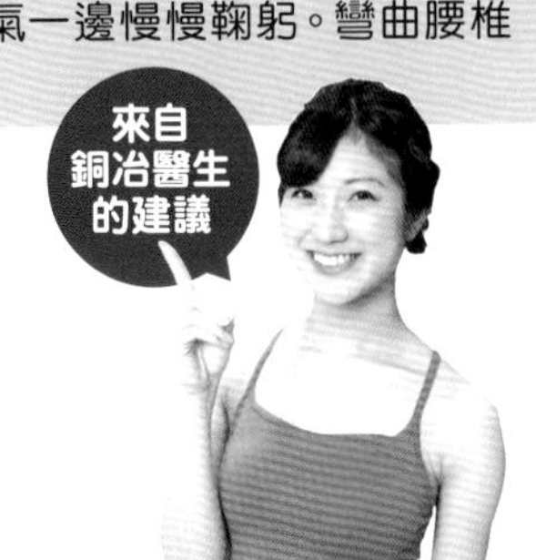

屁股移動體操［側邊改善型］

一天的次數：10次1組×5～6組（間隔3小時最理想）

屁股往右邊移動時膝蓋痛有改善的人，只需要做往右邊的體操；往左邊移動時膝蓋痛有改善的人，只需要做往左邊的體操。如果屁股往疼痛有改善的相反方向移動，可能會導致膝蓋疼痛惡化，請多加注意。

左邊屁股移動體操〔左側邊改善型〕

自己的左邊朝著牆壁，雙腳張開與肩膀同寬，站在與牆壁稍微有點距離的位置。

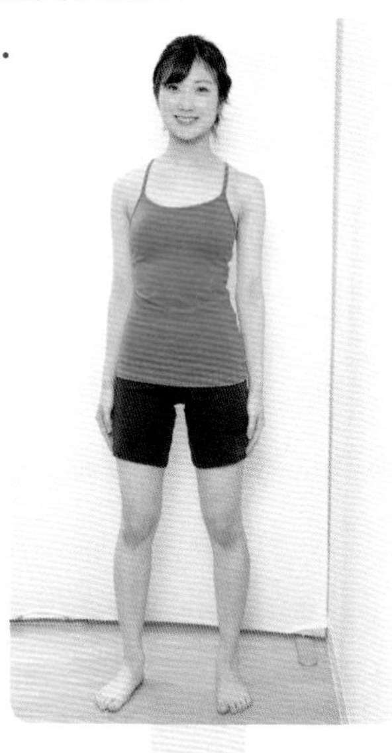

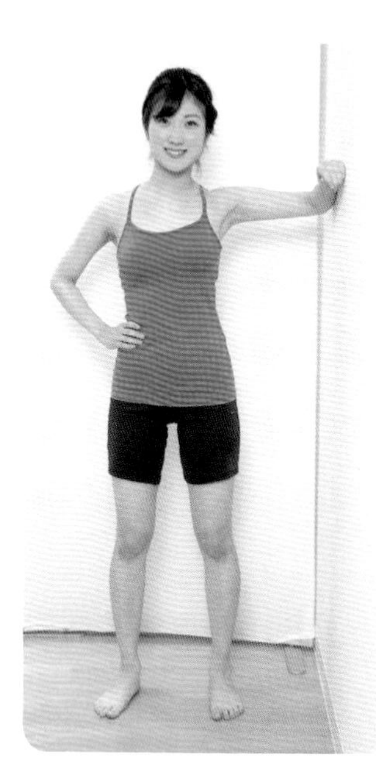

左手臂在手肘彎曲的狀態下貼著牆壁，調整牆壁和身體之間的距離，讓左肩和手肘在同一條水平線上。

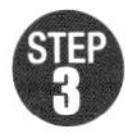

右手放在骨盆上按壓，
兩邊的肩膀保持水平，
屁股往左邊移動，
維持這個姿勢2～3秒。

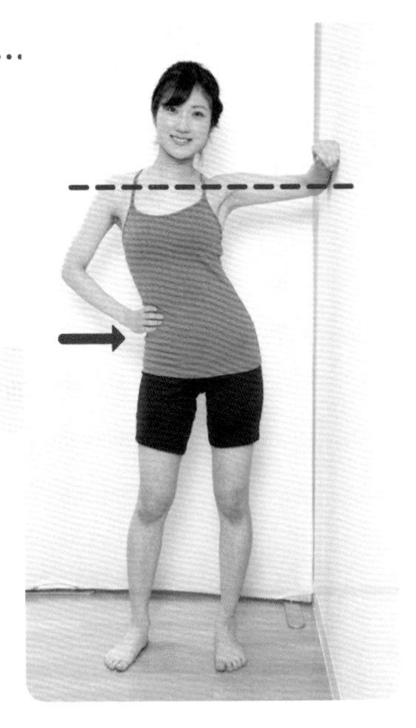

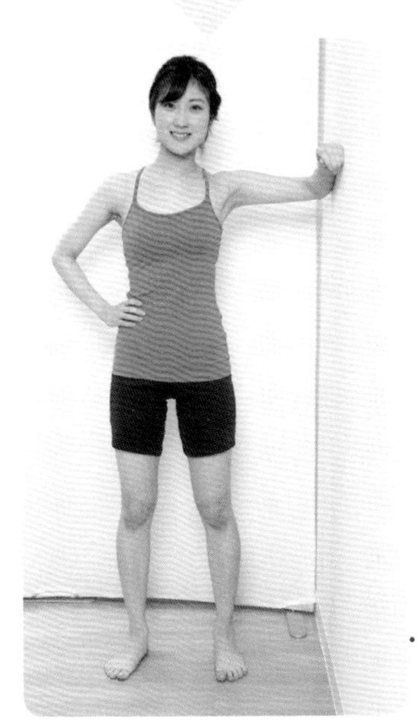

慢慢回到原本的姿勢。

右邊屁股移動體操〔右側邊改善型〕

STEP 1

雙腳張開與肩膀同寬，
身體右邊朝著牆壁，
站在與牆壁稍微有一點距
離的位置。

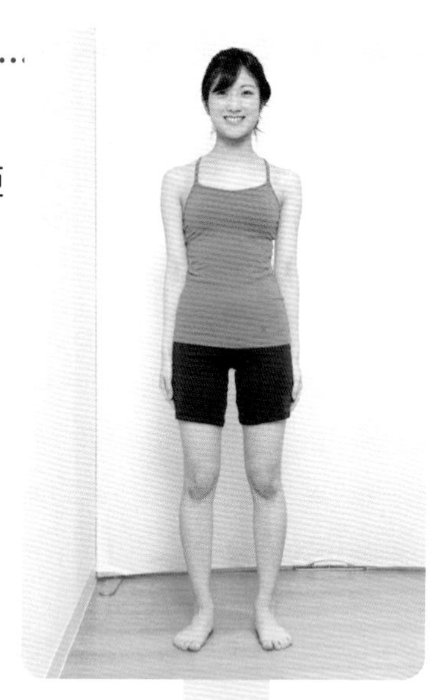

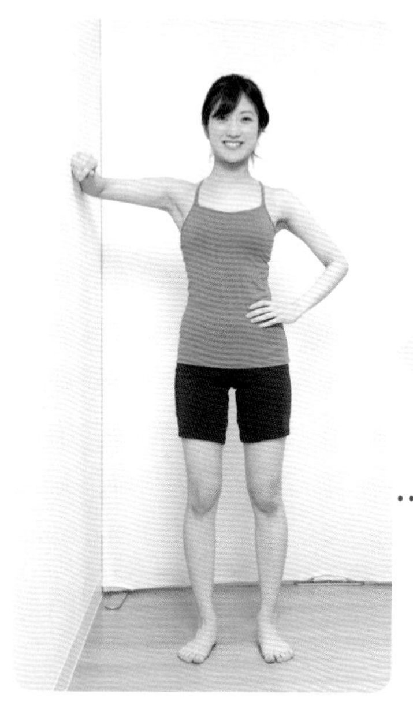

右手臂在手肘彎曲的狀態下貼
著牆壁，調整牆壁和身體之間
的距離，讓右肩和手肘在同一
條水平線上。

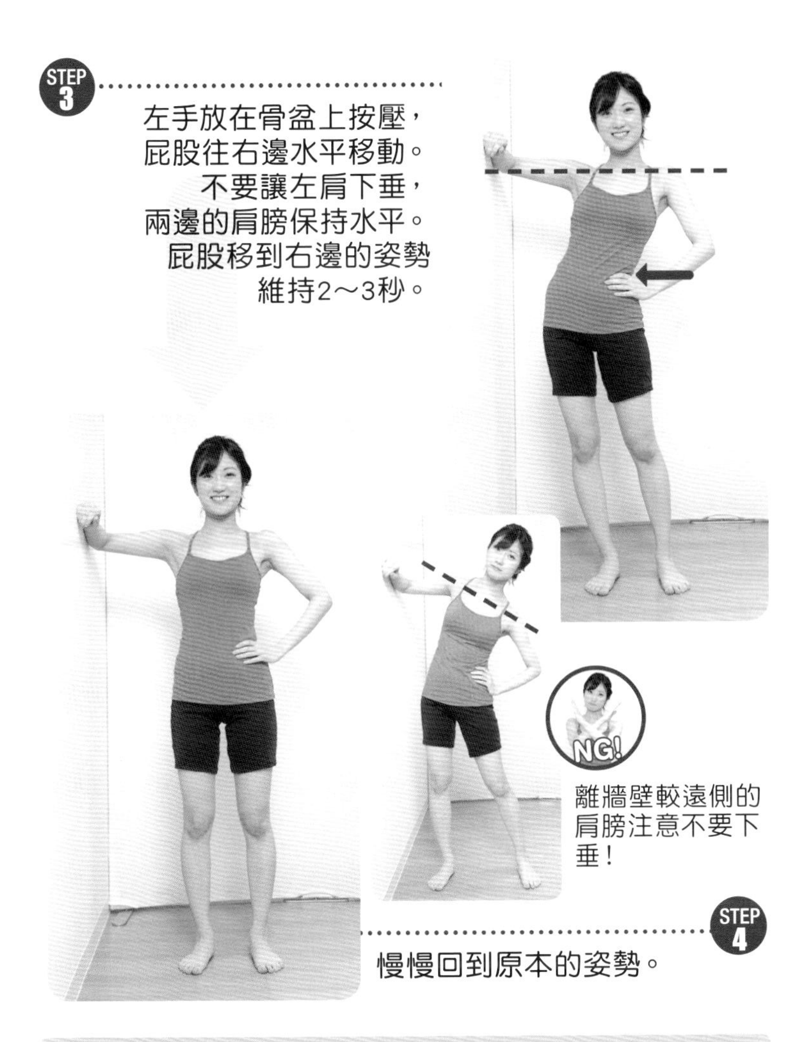

STEP 3

左手放在骨盆上按壓，
屁股往右邊水平移動。
不要讓左肩下垂，
兩邊的肩膀保持水平。
屁股移到右邊的姿勢
維持2～3秒。

離牆壁較遠側的肩膀注意不要下垂！

STEP 4

慢慢回到原本的姿勢。

體操的訣竅是兩邊肩膀連成的線要盡可能保持水平。移動屁股的時候，離牆壁較遠側的肩膀很容易下垂，肩膀下垂的話，腰椎會變得很難活動，這樣一來就無法得到充分的效果。沒辦法順利進行體操的人，只要在做動作的時候提醒自己，將離牆壁較遠側的肩膀往上抬就可以了。

來自銅冶醫生的建議

治療
「關節型膝蓋痛」！
疼痛引導體操

在膝蓋伸展體操和膝蓋彎曲體操這兩種體操當中，選擇一個來做。

如果做完膝蓋伸展體操之後疼痛沒有完全消失，請改做膝蓋朝外或朝內的伸展體操。如果做完膝蓋彎曲體操之後疼痛沒有完全消失，請改做膝蓋朝外或朝內的彎曲體操。

做完疼痛引導體操以後，請務必再次利用疼痛引導診斷檢查效果。如果跟做體操之前比較，疼痛有減輕、可動範圍有變大或走路變得輕鬆，就請繼續做這項體操。如果感受不到效果或甚至發生惡化，可能是現在正在做的體操已經不適合自己了。這時候，請返回疼痛引導診斷重新確認膝蓋痛的類型。

膝蓋伸展體操［伸展改善型］

一天的次數：10次1組×5～6組（間隔3小時最理想）

積極地做跟平常生活習慣相反的動作，矯正扭曲的關節囊（包覆關節的組織）。
在進行膝蓋伸展體操之前，先清楚掌握自己現在的膝蓋痛狀態是很重要的前置作業。請試著做各種活動膝蓋的動作，例如從椅子或地板上站起來、走路或上下樓梯，並且以日記的形式紀錄在什麼時候會出現何種強度的疼痛，以及膝蓋可動範圍的變化。

STEP 1

坐在椅子前端，
疼痛那側的腳往前伸出，
雙手的手掌放在髕骨正上方。

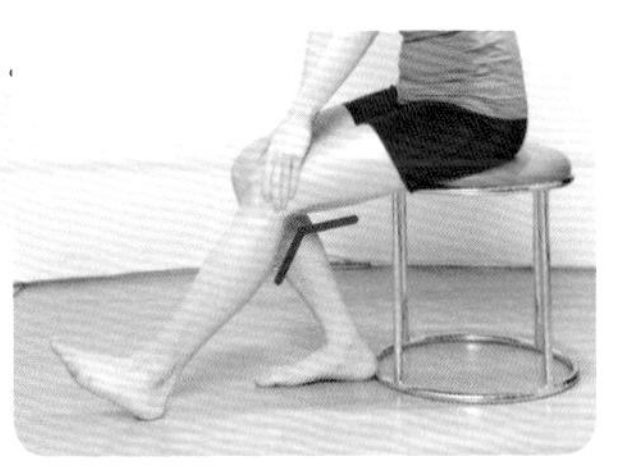

雙手用力往垂直膝蓋的方向按壓，
壓到膝蓋後側有完全伸直的感覺為止。慢慢加強力道，維持這個狀態1～2秒之後停止出力（×10次）。

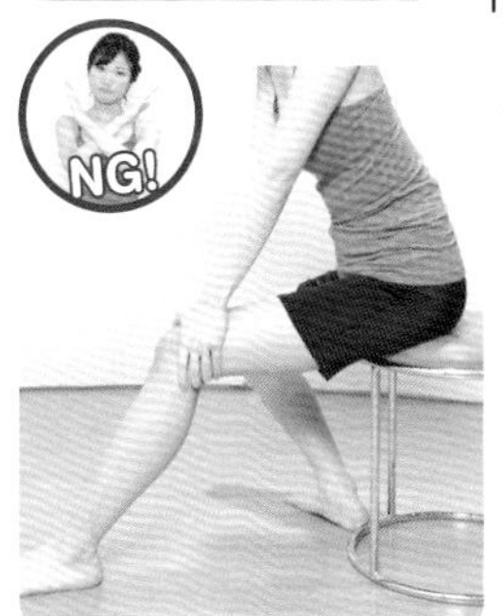

NG!

膝蓋沒有確實伸直
的話不會有效果！

可能會發生剛開始做的時候疼痛有改善，但是持續做了大約一週之後突然感受不到變化的情況（停滯）。如果有碰到這種情況，你的膝蓋痛類型則有可能是外旋伸展改善型或內旋伸展改善型。

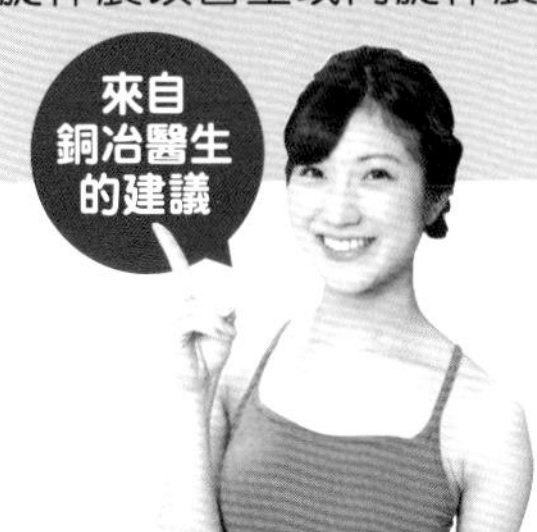

簡易版・膝蓋伸展體操

做這項體操的時候，就算不用雙手壓住膝蓋也能夠伸展膝關節。平常坐著的時候就能進行，若是雙手有障礙而無法順利壓住膝蓋的人也可以輕鬆做到。

坐在椅子前端，
疼痛那側的腳往前伸出。

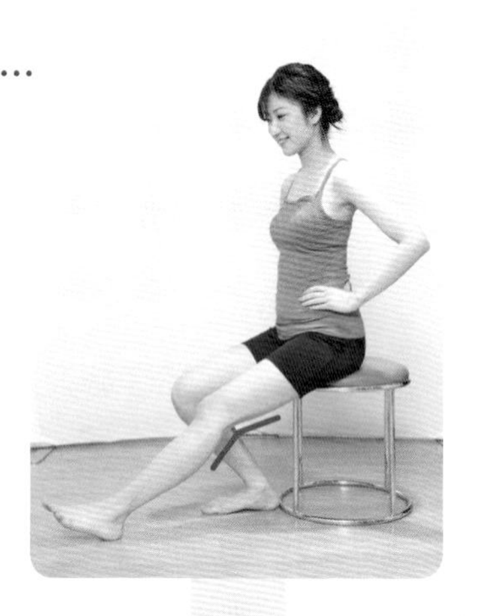

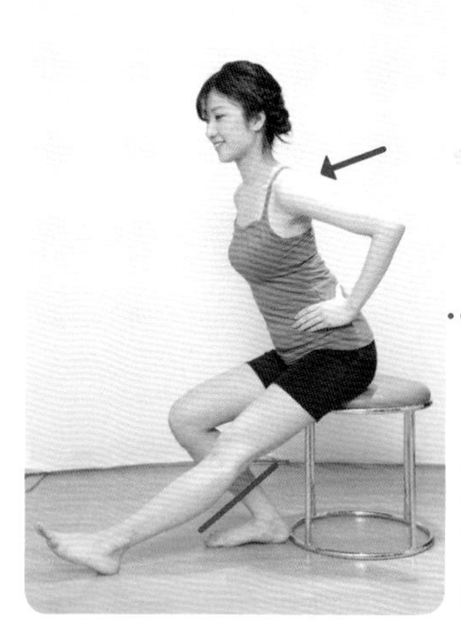

注意不要彎曲腰部，
同時骨盆往前傾斜，
壓到膝蓋後側有完全伸直的感覺為止。
讓骨盆停在前傾的姿勢，
維持這個狀態1～2秒之後停止出力（×10次）。

膝蓋朝外伸展體操

一天的次數：10次1組×5～6組（間隔3小時最理想）

做完膝蓋伸展體操之後，症狀可以改善到某種程度。疼痛沒有完全消失的人，請在膝關節外旋（往外側旋轉）的狀態下伸直膝蓋，改變一下矯正關節囊角度。

坐在椅子前端，
疼痛那側的腳往前伸出，
雙手的手掌放在髕骨正上方。

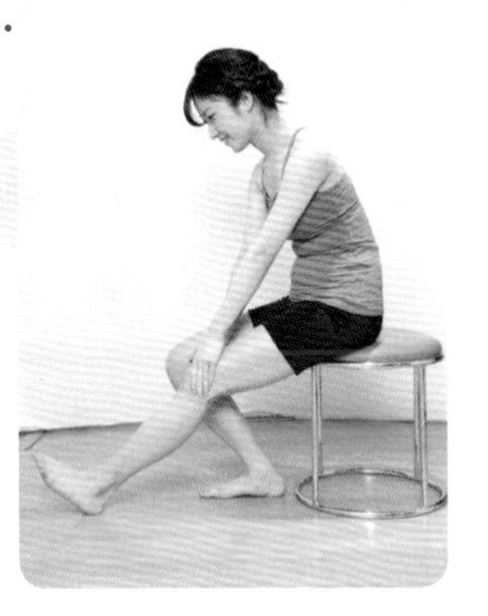

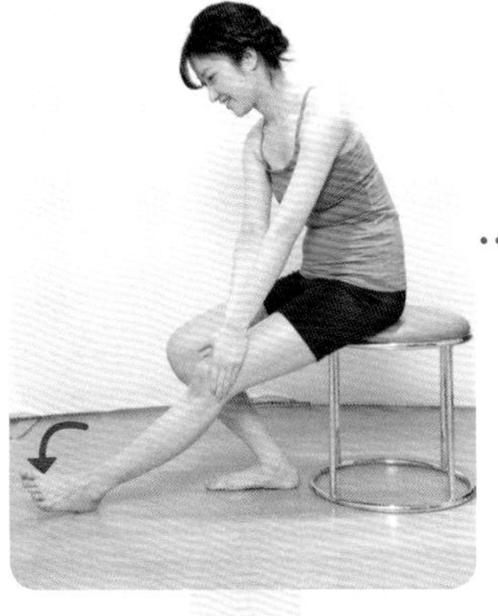

腳朝向外側，
把膝蓋和脛骨轉向外側。

雙手用力往垂直膝蓋的方向按壓，壓到膝蓋後側有完全伸直的感覺為止。慢慢加強力道，維持這個狀態1～2秒之後停止出力。重複這個步驟10次。

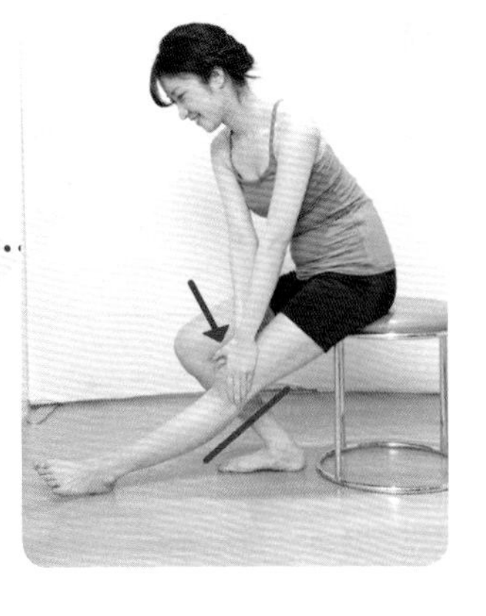

膝蓋朝內伸展體操

一天的次數：10次1組×5～6組（間隔3小時最理想）

做完膝蓋朝外伸展體操之後，疼痛沒有改善的人，請在膝關節內旋（往內側旋轉）的狀態下伸直膝蓋，改變一下矯正關節囊的角度。

坐在椅子前端，
疼痛那側的腳往前伸出，
雙手的手掌放在髕骨正上方。

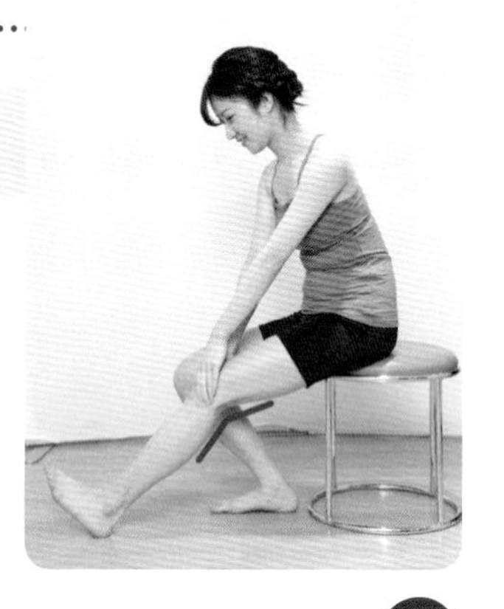

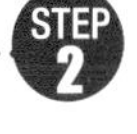

腳朝向內側，
把膝蓋和脛骨轉向內側。

雙手用力往垂直膝蓋的方向按壓，壓到膝蓋後側有完全伸直的感覺為止。慢慢加強力道，維持這個狀態1～2秒之後停止出力。重複這個步驟10次。

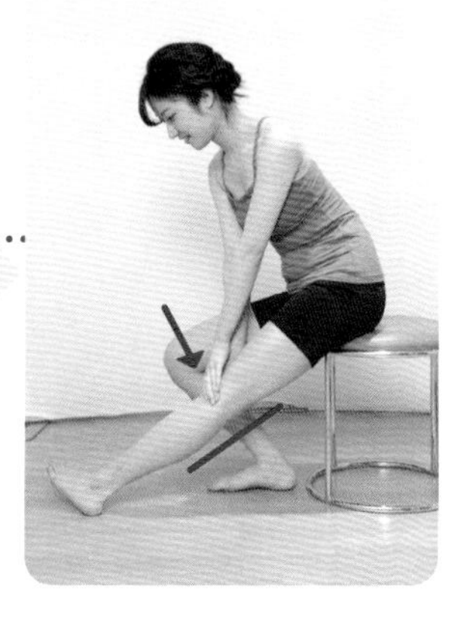

膝蓋伸展搖晃體操

因為疼痛而不太能活動膝關節的時候，請改做搖晃體操。通常很難明確找到適合的方向，不過若在伸直的狀態下搖晃膝蓋能夠減輕疼痛的話，就請做這項體操。

採取坐著的姿勢，
膝蓋稍微伸展，
腳跟貼在地面上。

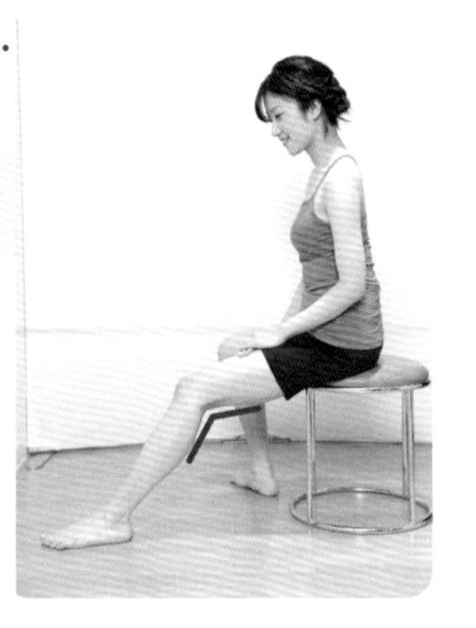

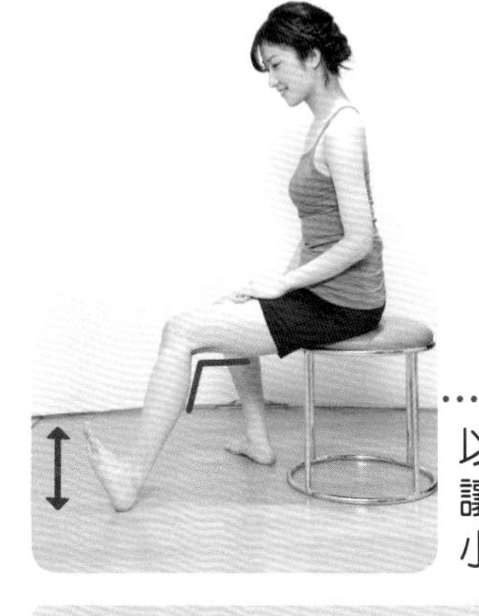

STEP 2

以腳跟當作支點，
讓腳尖上下移動，
小幅度地活動膝關節。

訣竅是膝蓋要放鬆，以腳踝當作軸心讓腳尖上下移動。因為是在膝蓋稍微伸展的狀態下進行，所以適合膝蓋彎曲會痛的人。就連微小的動作都能有充分的效果。
這項搖晃體操只要想到時就可以做，
搖晃的時間盡量越久越好，
效果會更明顯。

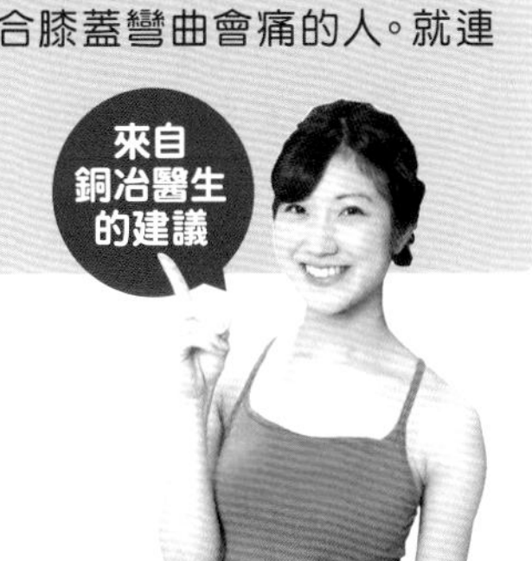

膝蓋彎曲體操［屈曲改善型］

一天的次數：10次1組×5～6組（間隔三小時最理想）

積極地做跟平常生活習慣相反的動作，矯正扭曲的關節囊。這項體操要使用到椅子或床鋪，椅子請挑選椅面不會動的款式。腳放在上面的時候，膝關節大約呈現90度彎曲是最適當的高度。如果身體不穩的話，請使用有椅背的椅子，然後用手抓著椅背做體操。

STEP 1

疼痛那側的腳放在椅子或床鋪上，雙手放在膝蓋上面。

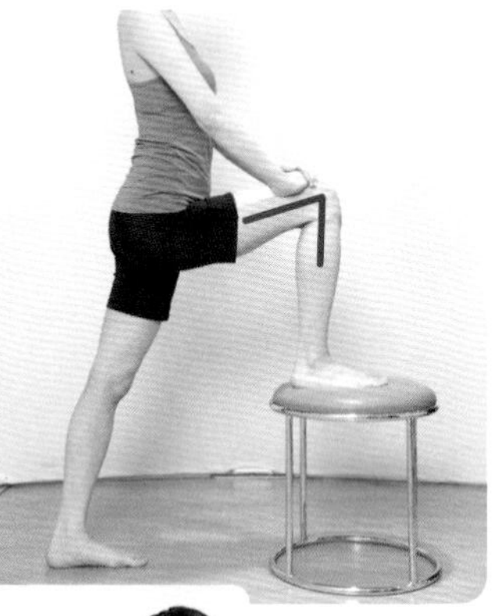

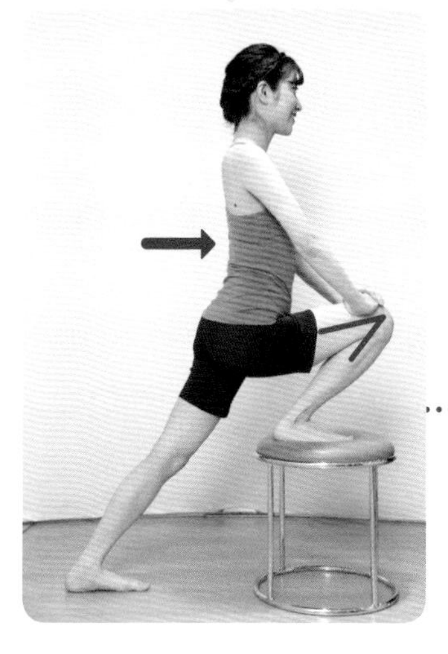

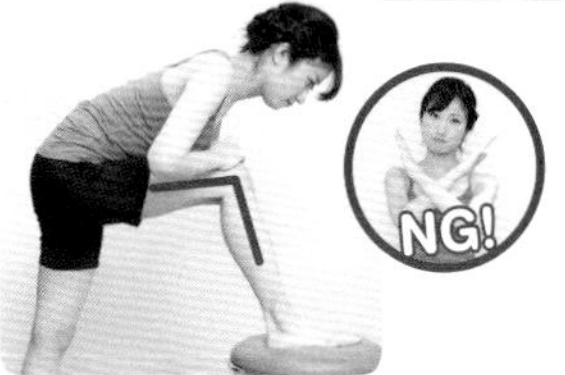

股關節和腰部請不要彎曲，只需要彎曲膝蓋！

STEP 2

將身體重心移到前方，同時讓膝蓋往前突出，大幅度彎曲膝關節。在彎到極限的位置時維持1～2秒後回到原本的姿勢（×10次）。

膝蓋朝外彎曲體操

做完膝蓋彎曲體操之後，症狀可以改善到某種程度。疼痛並沒有完全消失的人，請利用這項體操，在膝關節外旋的狀態下彎曲膝蓋，改變一下矯正關節囊的角度。

疼痛那側的腳
放在椅子或床鋪上，
雙手放在膝蓋上面。

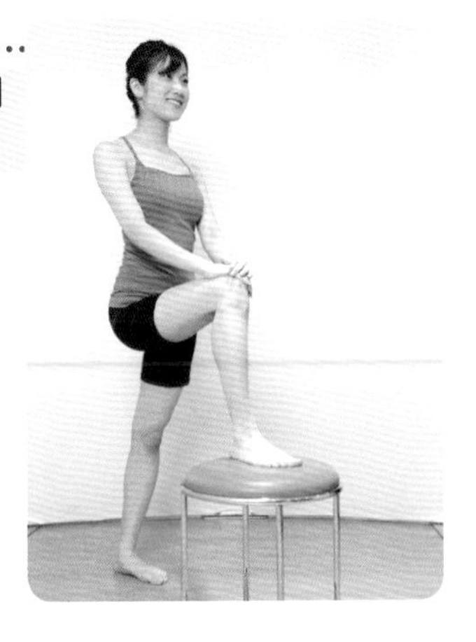

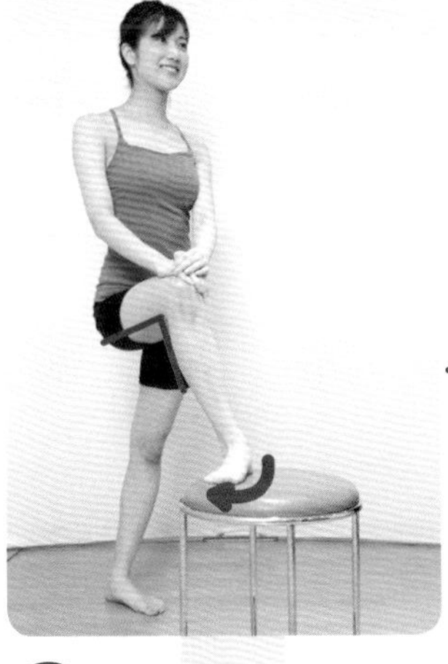

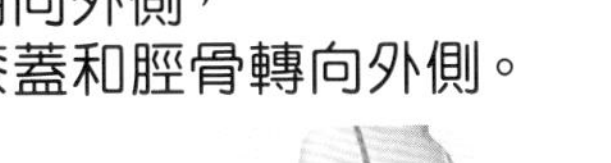

腳朝向外側，
把膝蓋和脛骨轉向外側。

將身體重心移到前方，
同時讓膝蓋往前突出，
大幅度彎曲膝關節。
在彎到極限的位置時
維持1～2秒後回到原本的姿勢。
重複這個步驟10次。

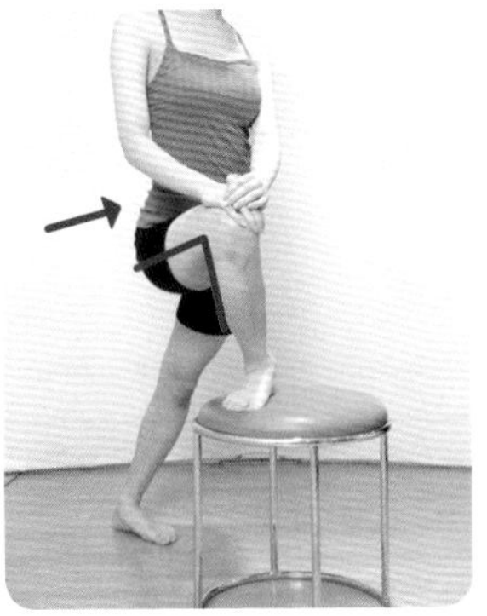

膝蓋朝內彎曲體操

一天的次數：10次1組×5～6組（間隔3小時最理想）

做完膝蓋朝外彎曲體操之後疼痛沒有改善的人，請在膝關節內旋的狀態下彎曲膝蓋，改變一下矯正關節囊的角度。

疼痛那側的腳
放在椅子或床鋪上，
雙手放在膝蓋上面。

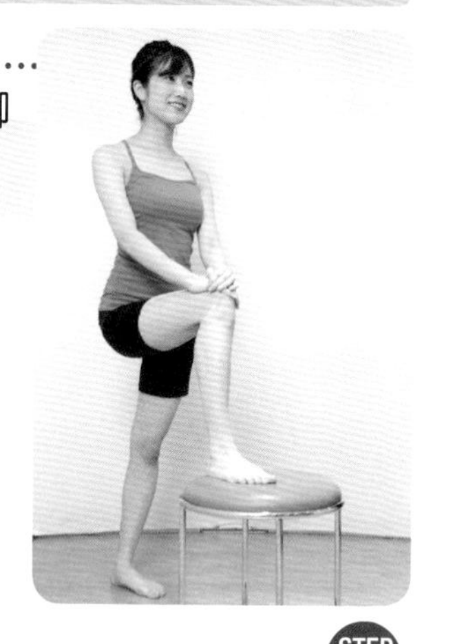

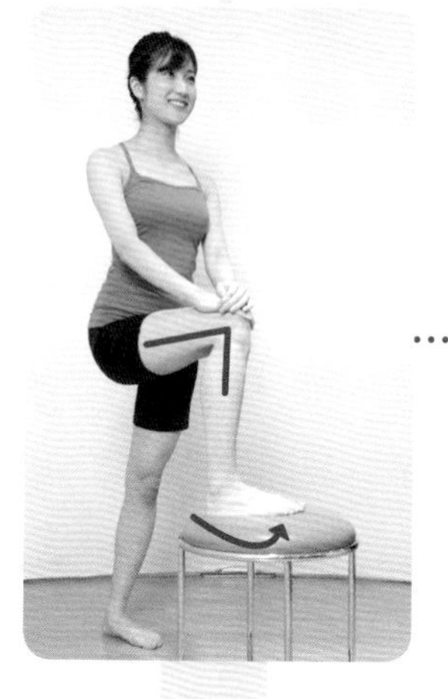

腳朝向內側，
把膝蓋和脛骨轉向內側。

將身體重心移到前方，
同時讓膝蓋往前突出，
大幅度彎曲膝關節。
在彎到極限的位置維持1～2秒，
然後回到原本的姿勢（×10次）。

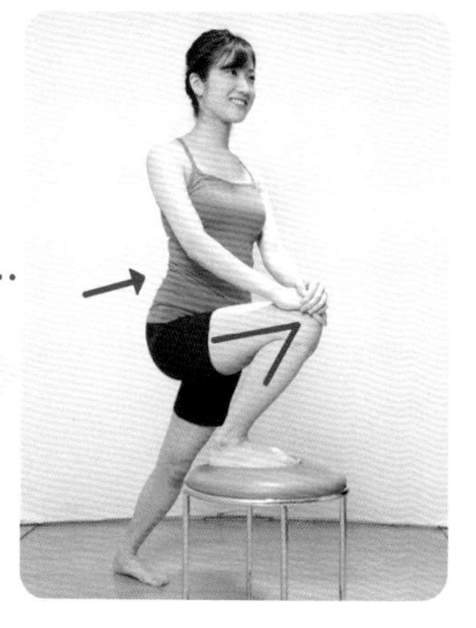

膝關節彎曲搖晃體操

膝蓋很難活動的時候，請改做搖晃體操。通常很難明確找到適合的方向，不過若在彎曲的狀態下搖晃膝蓋，比在伸直的狀態下搖晃膝蓋更能減輕疼痛時，就可以判斷是關節軟骨型膝蓋痛的屈曲改善型。

採取坐著的姿勢彎曲膝蓋，
腳尖貼在地面上。

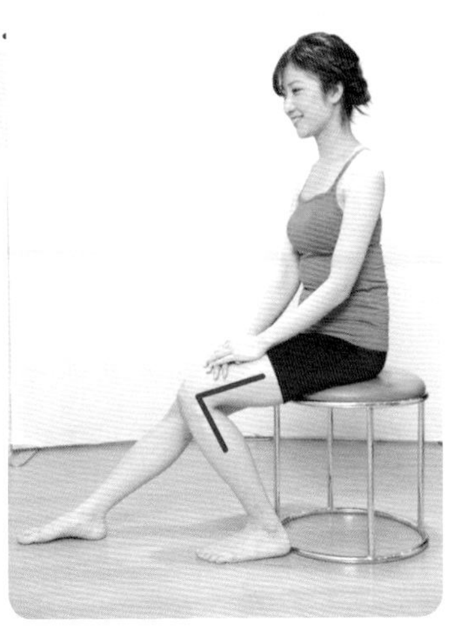

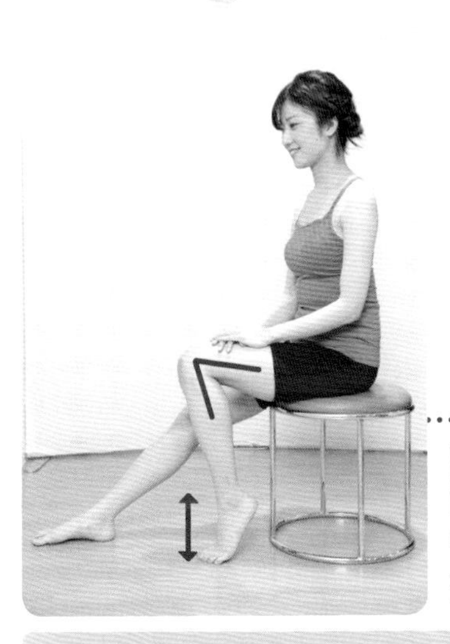

腳尖貼著地面，
同時腳跟往上抬，
像在做「抖腳」的動作一樣，
持續活動腳踝。

訣竅是膝蓋要放鬆，只用腳的力量讓膝蓋上下活動。就連微小的動作都會有充分的效果。
這項搖晃體操只要想到時就可以做，搖晃的時間盡量越久越好，效果會更明顯。

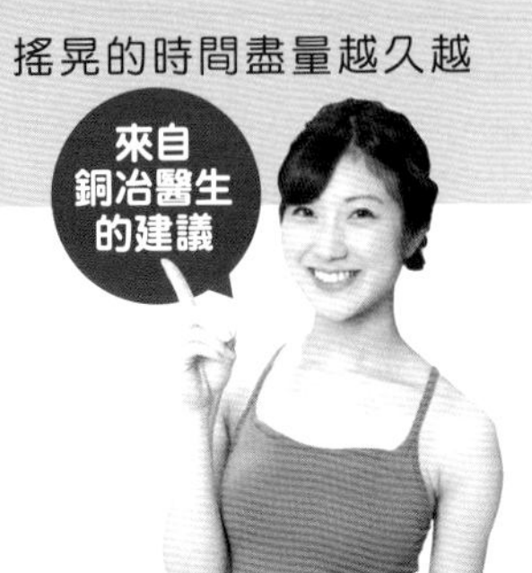

膝關節搖晃體操

如果在伸直的狀態下搖晃，跟在彎曲的狀態下搖晃，都能減輕疼痛的話，請做這項膝蓋彎曲和伸展方向慢慢移動的搖晃運動。

STEP 1

在木頭地板的房間裡，
穿上容易滑動的襪子或拖鞋，
採取坐在椅子上的姿勢，
腳貼在地面上。

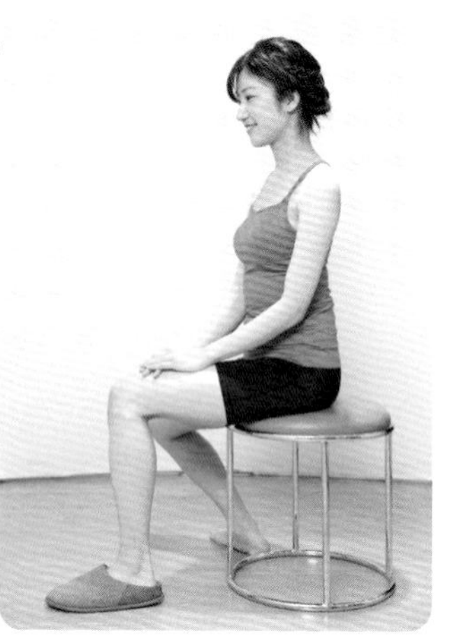

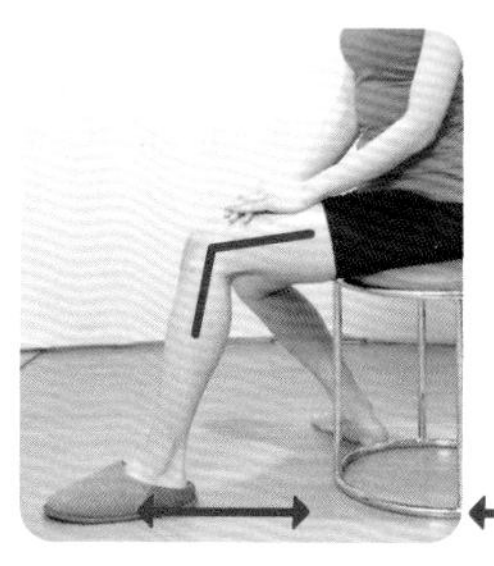

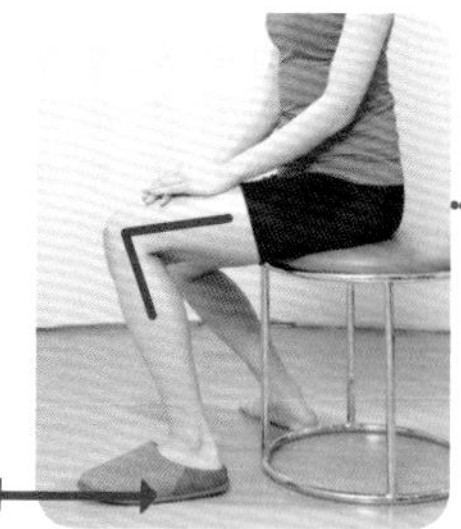

STEP 2

讓腳前後滑動，
小幅度活動膝關節。

只要放鬆膝蓋，同時讓腳前後滑動，就可以用輕微的力量讓膝關節往伸展和屈曲方向移動。穿著拖鞋在木頭地板上做這項體操會比較順暢。這項搖晃體操只要想到時就可以做，搖晃的時間盡量越久越好。關節軟骨的磨損是疼痛的原因，所以只要給予軟骨輕微的負擔，花點時間做體操，疼痛就可以獲得改善。

來自
銅治醫生
的建議

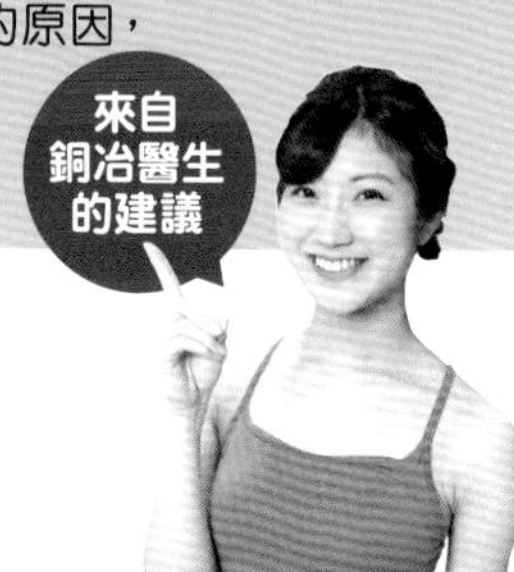

治療
「髕骨型膝蓋痛」！
疼痛引導體操

髕骨的體操，首先必須從尋找感到疼痛最強烈的「壓痛點」開始。

壓迫髕骨的下內側、下外側、上內側與上外側，一邊按壓感覺最痛的地方一邊進行體操。

找到壓痛點之後的髕骨型膝蓋痛改善體操，是一邊按壓髕骨一邊進行「搖晃體操」。膝蓋稍微彎曲的狀態會讓膝蓋大腿關節適度地鬆開，所以用這個姿勢做搖晃體操會很有效果。由按壓的位置來決定移動髕骨的方向。

做完疼痛引導體操以後，請務必再次利用疼痛引導診斷檢查效果。如果跟做體操之前比較起來，疼痛有減輕、可動範圍有變大或走路變得輕鬆，就請繼續做這項體操。如果感受不到效果或甚至發生惡化，可能是現在正在做的體操已經不適合自己了。這時候，請返回疼痛引導診斷重新確認膝蓋痛的類型。

按壓髕骨下內側體操 [下內側改善型]

一天的次數：早晚各做2組

在髕骨型膝蓋痛當中，最多的就是這個下內側改善型。做了疼痛引導診斷之後，若確定自己是下內側改善型的人，請做按壓髕骨下內側體操。

坐在椅子上，
疼痛那側的膝蓋稍微伸展，
腳跟貼在地面上。

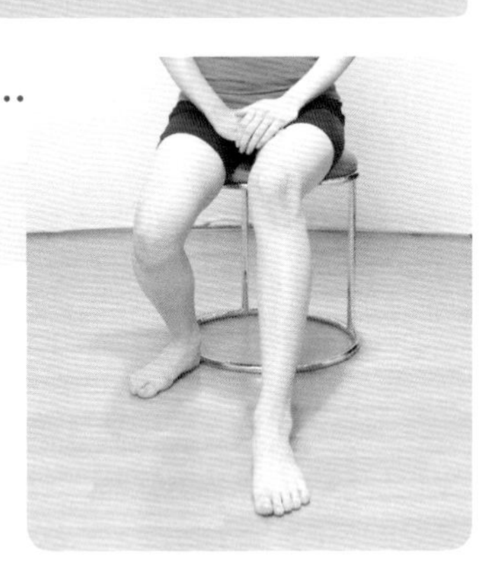

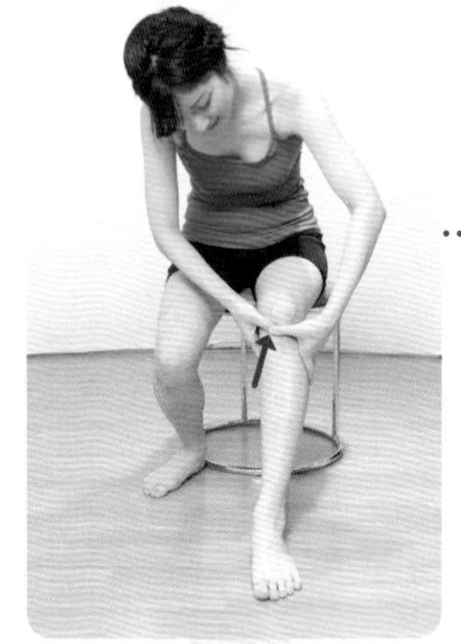

雙手拇指放在膝蓋上，
從髕骨下內側的壓痛點，
往膝關節的中心按壓。

一邊按壓壓痛點，
一邊讓腳尖輕輕地上下移動。
利用腳踝的動作，
做10次膝蓋的屈伸運動。

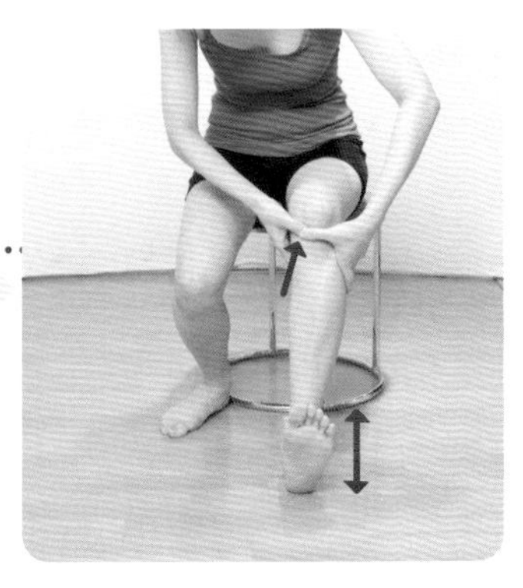

按壓髕骨下外側體操［下外側改善型］

一天的次數：早晚各做2組

在髕骨型膝蓋痛當中，第二多的就是這個下外側改善型。做了疼痛引導診斷之後，若確定自己是「下外側改善型」的人，請做這項體操。

STEP 1

雙手拇指放在膝蓋上，
從髕骨邊緣下外側的壓痛點，
往膝關節的中心按壓。

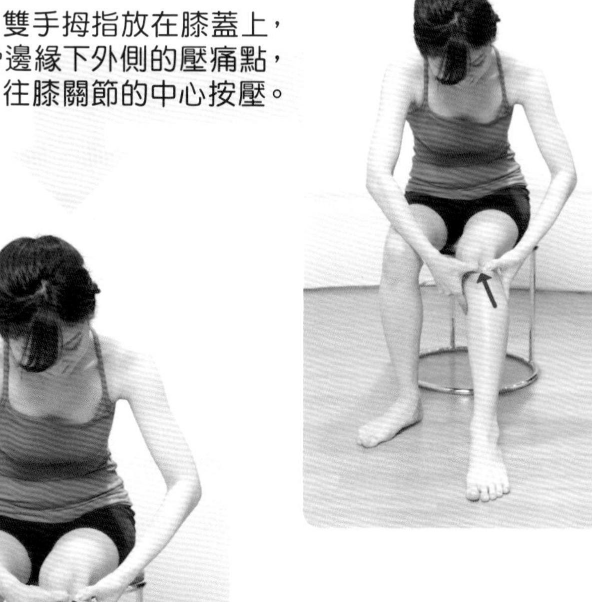

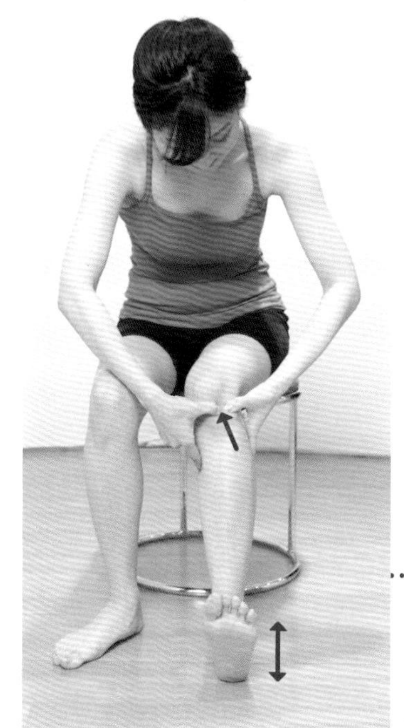

STEP 2

一邊按壓壓痛點，
一邊讓腳尖輕輕地上下移動。
利用腳踝的動作，做膝蓋的屈伸運動（×10次）。

按壓髕骨上內側體操［上內側改善型］

一天的次數：早晚各做2組

雙手拇指
像是立起來一樣，
從髕骨邊緣上
內側的壓痛點，
往膝關節的中心按壓。

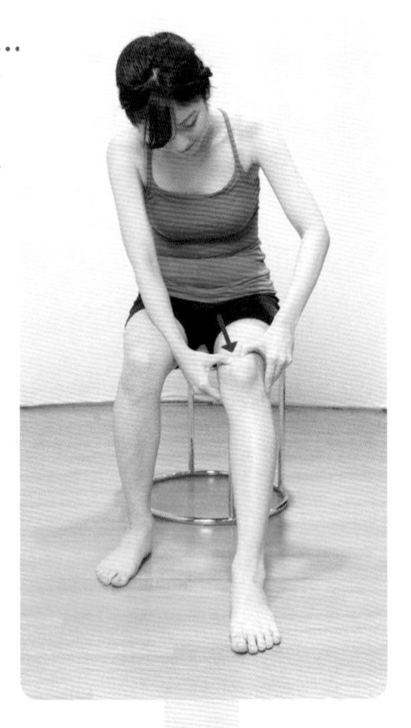

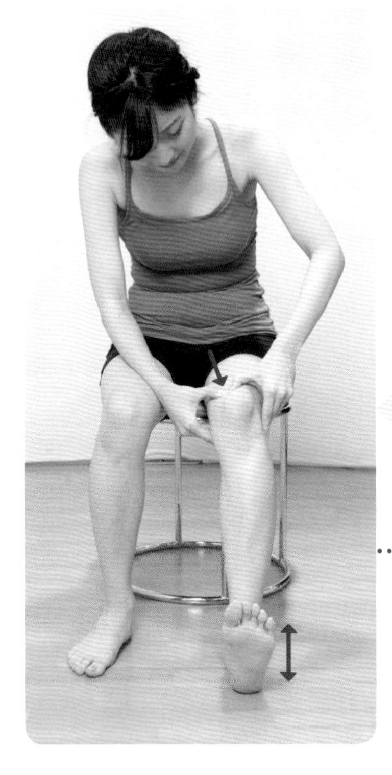

一邊按壓壓痛點，
一邊讓腳尖輕輕地上下移動。
利用腳踝的動作，
做膝蓋的屈伸運動。（×10次）

按壓髕骨上外側體操［上外側改善型］

一天的次數：早晚各做2組

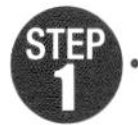

雙手拇指
像是要立起來一樣，
從髕骨邊緣上外側的壓痛點，
往膝關節的中心按壓。

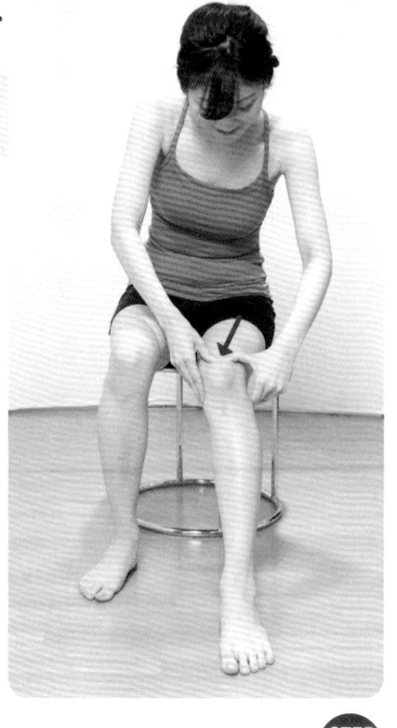

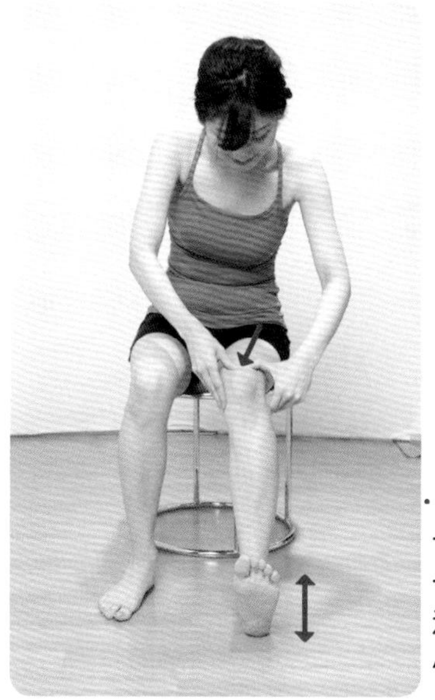

STEP 2

一邊按壓壓痛點，
一邊讓腳尖輕輕地上下移動。
利用腳踝的動作，
做膝蓋的屈伸運動（×10次）。

在做以上的體操前，請先按照髕骨型膝蓋痛當中出現頻率高到低的順序，也就是①髕骨下內側改善型→②髕骨下外側改善型→③髕骨上內側改善型→④髕骨上外側改善型的順序來確認疼痛的類型。在做髕骨型膝蓋痛體操的時候，如果按壓壓痛點的力道太大，可能會導致發炎惡化或疼痛感增強，所以請注意不要壓得太用力。

如果已經持續做了大約一週的體操，但是膝蓋痛都沒有出現任何變化或反而惡化，這時候就必須返回疼痛引導診斷，重新確認自己是否符合其他的類型。

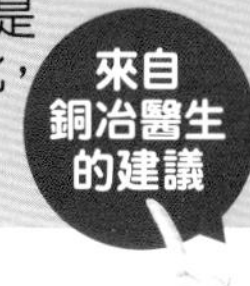

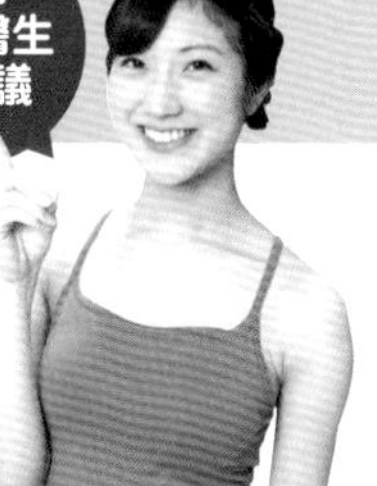

治療「肌肉型膝蓋痛」！疼痛引導體操

肌肉型的體操跟髕骨型的做法相同，首先從尋找壓痛點開始。

壓迫小腿肚、大腿內側、大腿外側和大腿後側，接著一邊按壓感覺最痛的地方一邊做體操。

找到壓痛點之後的肌肉型膝蓋痛改善體操，就是一邊按壓肌肉一邊做「搖晃體操」。如果肌肉很緊張的話，手指會很難按到比較深層的部分，所以先盡可能緩解肌肉緊張狀態再做搖晃體操會更有效果。

做完疼痛引導體操之後，請務必再次利用疼痛引導診斷檢查效果。如果跟做體操之前比較起來，疼痛有減輕、可動範圍有變大或走路變得輕鬆，就請繼續做這項體操。如果感受不到效果或甚至發生惡化，可能是現在正在做的體操已經不適合自己了。這時候，請返回疼痛引導診斷重新確認膝蓋痛的類型。

小腿肚壓迫搖晃體操［小腿改善型］

一天的次數：早晚各做2組

這項體操的目的是把出現在小腿肌肉上的壓痛點推散揉開，不過因為比目魚肌在腓腸肌的下面，所以實際上壓迫比目魚肌的時候會連腓腸肌也一起壓迫到。不需要一一仔細確認肌肉的名稱，只要試著按壓肌肉，然後找到疼痛的地方就沒問題了。

STEP 1

坐在椅子上，
有膝蓋痛的那條腿往上抬，
擺成翹腳的姿勢。

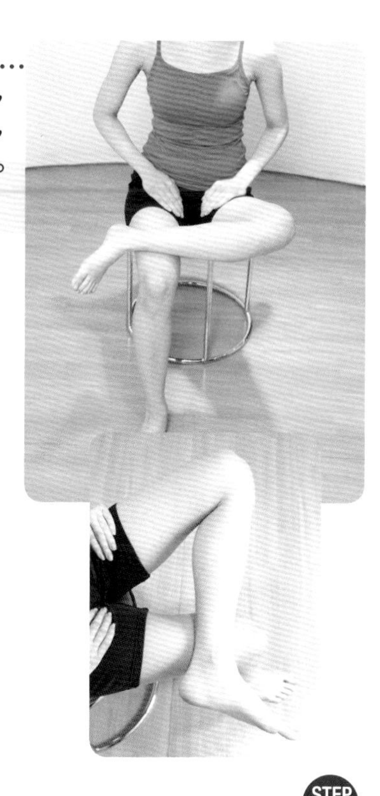

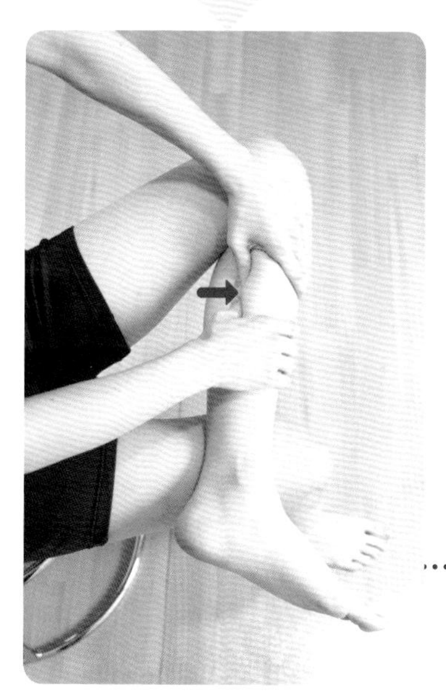

STEP 2

雙手拇指放在
膝窩稍微下方的小腿肚上，
指尖用力往裡面按壓。

找到壓痛點之後，
一邊用拇指壓迫小腿肚，
一邊做腳踝的彎曲伸展運動。
（×10次）

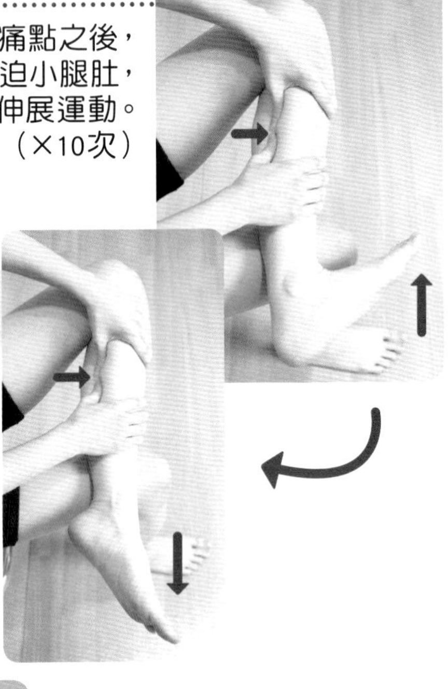

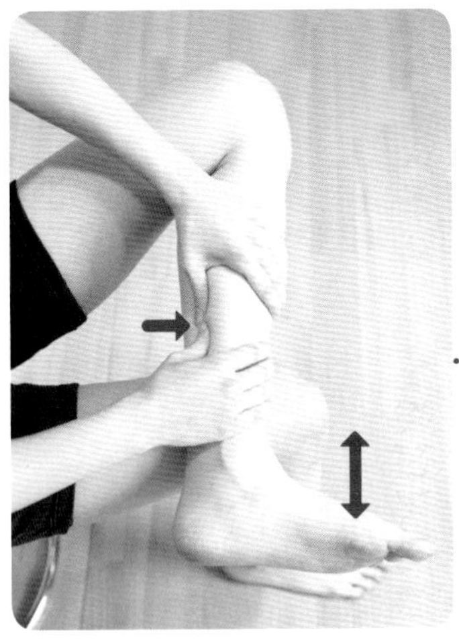

把壓迫小腿肚的位置
往腳踝移動2～3公分，
在其他的壓痛點
也繼續做相同的動作。

簡易版・小腿肚壓迫搖晃體操

一天的次數：早晚各做2組

就算不能用手按壓小腿肚，也可以利用膝蓋的髕骨來壓迫。這項體操平常坐著的時候就可以做，雙手有障礙而無法順利按壓小腿的人也可以輕鬆完成，所以特別向大家介紹這項簡易體操。

坐在椅子上，
有膝蓋痛那一邊的小腿
往上抬，
放在另一隻腿的
膝蓋髕骨上。

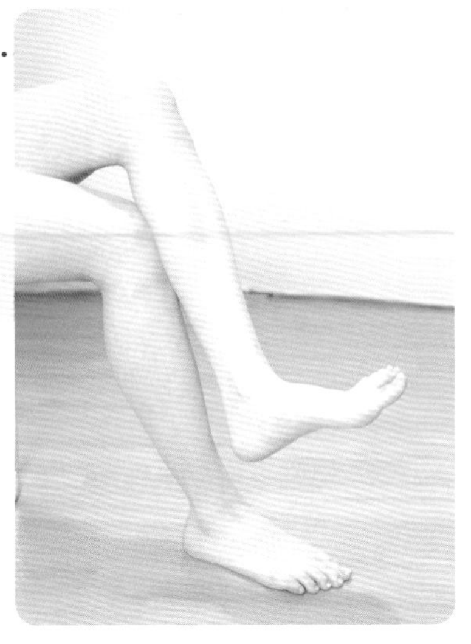

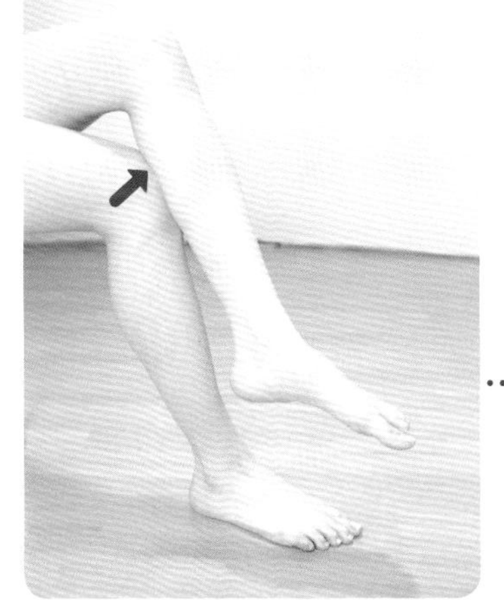

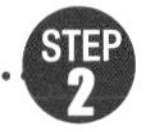

小腿肚壓在膝蓋的髕骨上，
利用髕骨壓迫小腿肚。

STEP 3

找到壓痛點之後，
一邊用髕骨壓迫小腿，
一邊重複做10次
腳踝的彎曲伸展運動。

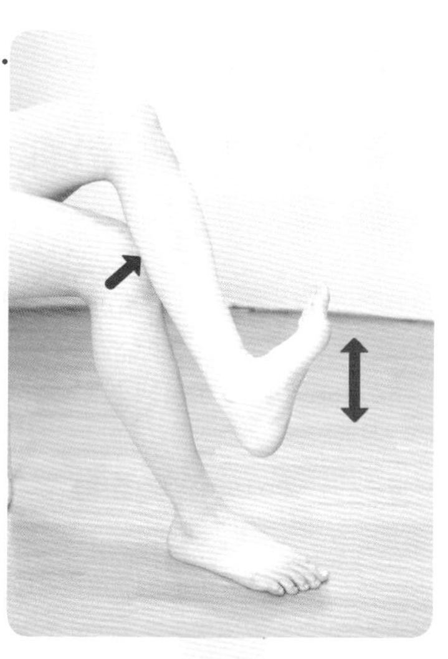

把壓迫小腿的位置
往腳踝方向移動
2～3公分，
在其他的壓痛點
也繼續做相同的動
作。

大腿內側壓迫搖晃體操［大腿內側改善型］

一天的次數：早晚各做2組

位在大腿內側的內側廣肌，從大腿骨內側連接到脛骨內側，可進行伸直膝關節的伸展運動。內側廣肌覆蓋著大腿內側的大片範圍。不需要去仔細確認肌肉的位置，只要試著按壓肌肉，然後找到疼痛的地方就沒問題了。

坐在椅子上，
有膝蓋痛那一邊的腳
往前踏出一步。

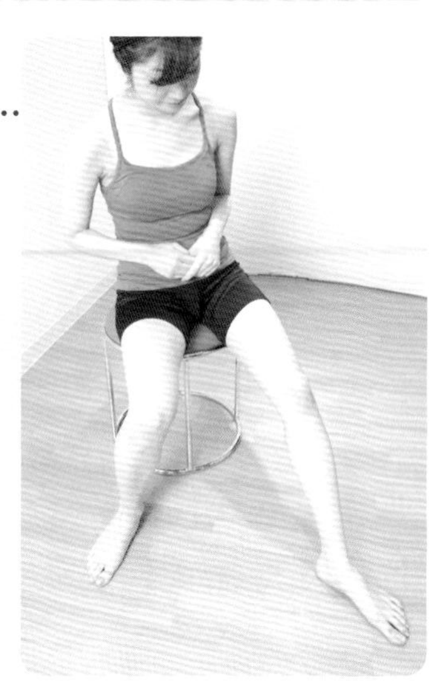

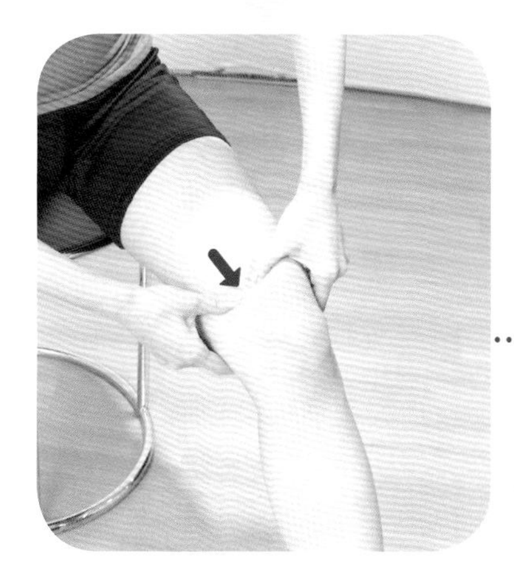

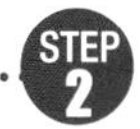

雙手的拇指放在膝蓋髕骨
內側突出的骨頭邊緣上，
指尖用力往裡面按壓。

STEP 3

找到彷彿發出「滋－」聲響的
壓痛點之後，
一邊用指尖
往裡面用力按壓那個部位，
一邊做腳踝彎曲伸展運動。
（10次）

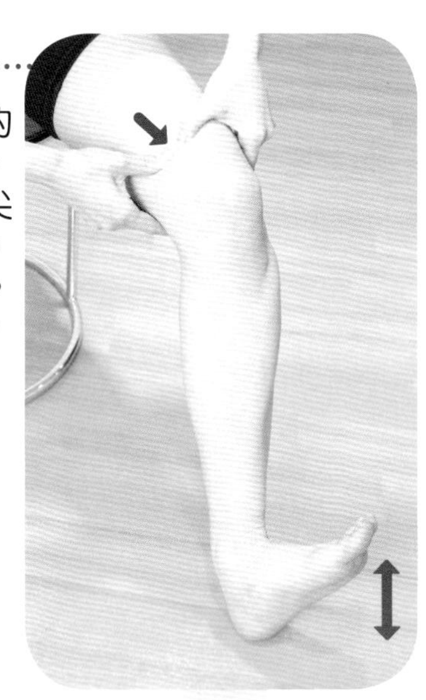

把壓迫的位置
慢慢地移動到
大腿內側的中央部位，
在其他的壓痛點
也繼續做相同的動作。

大腿外側壓迫搖晃體操［大腿外側改善型］

一天的次數：早晚各做2組

位在大腿外側的外側廣肌，從大腿骨外側連接到脛骨外側，因此可進行伸直膝關節的伸展運動。外側廣肌覆蓋著大腿外側的大片範圍。不需要去仔細確認肌肉的位置，只要試著按壓肌肉，然後找到疼痛的地方就沒問題了。

雙手拇指放在膝蓋髕骨外側突出的骨頭邊緣上，指尖用力往裡面按壓。

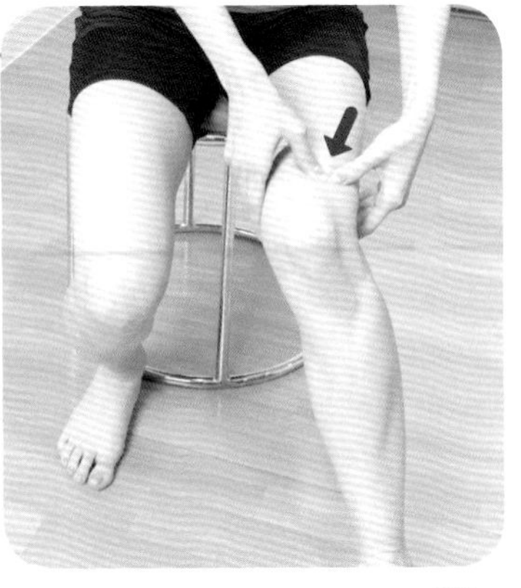

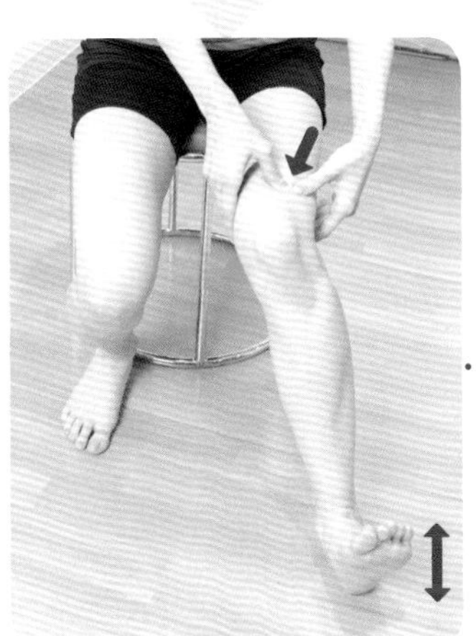

找到壓痛點之後，一邊用指尖大力按壓那個部位，一邊重複做10次腳踝的彎曲伸展運動。

把壓迫的位置慢慢地移動到大腿外側的中央部位，在其他的壓痛點也繼續做相同的動作。

大腿後側壓迫搖晃體操［大腿後側改善型］

一天的次數：早晚各做2組

大腿後方的外側有股二頭肌，內側有半膜肌和半腱肌，這些肌肉合起來稱為「腿後腱肌群」。腿後腱肌群能夠進行彎曲膝蓋的屈曲運動和伸直股關節的伸展運動。另外，半膜肌和半腱肌可進行讓股關節和膝蓋往內旋轉的內旋運動，股二頭肌則是能夠進行往外旋轉的外旋運動。
腿後腱肌群很難用手指按壓，因此這項運動需要使用到硬式的網球。

STEP 1

準備一顆
硬式的網球，
屁股坐在椅子的最後面。

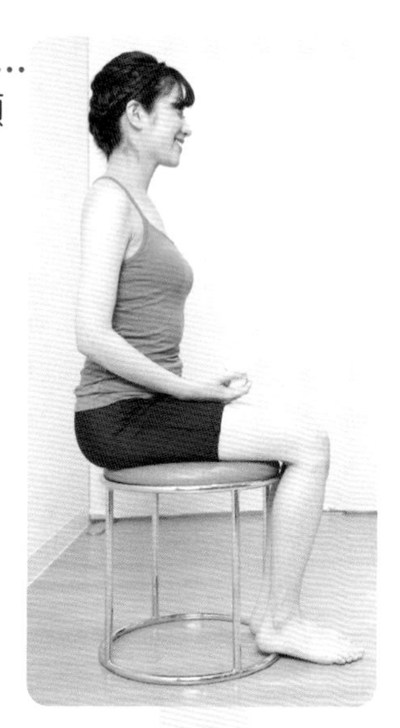

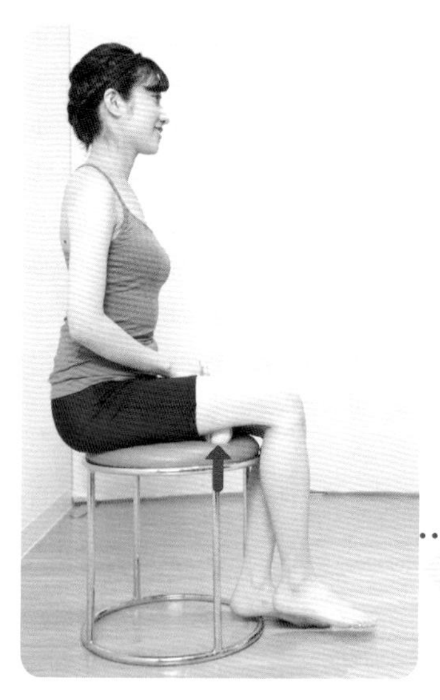

STEP 2

把網球放在膝窩
稍微上方的大腿後側，
慢慢地把體重壓上去。

STEP 3

把體重放在網球上，
搖晃膝蓋（×10次）。

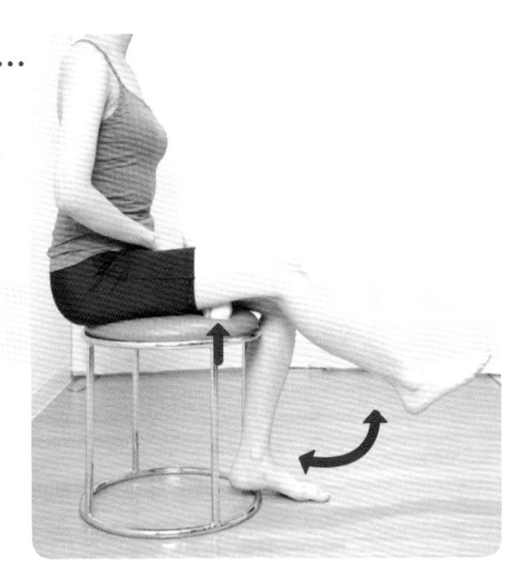

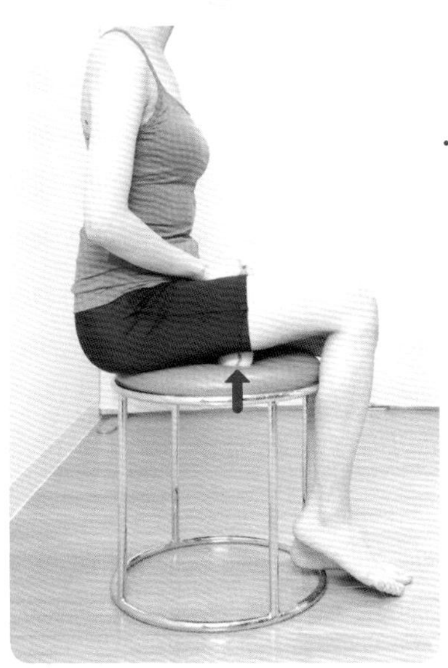

STEP 4

慢慢地把網球移到
大腿後側的中央部位，
在其他的壓痛點
也繼續做相同的動作。

用來壓迫肌肉的硬式網球，硬度、尺寸和彈力都剛剛好，但有個缺點，在容易打滑的地板或牆壁上會容易不穩，而且較難移動到正確的骨盆位置上。

因此，我開發了可以固定住網球又能讓網球順利移動的網球專用指壓器「壓丸君」。周圍有可以放手指的凹槽，所以拆掉握柄之後還可以當作指壓器使用。（台灣未販售）

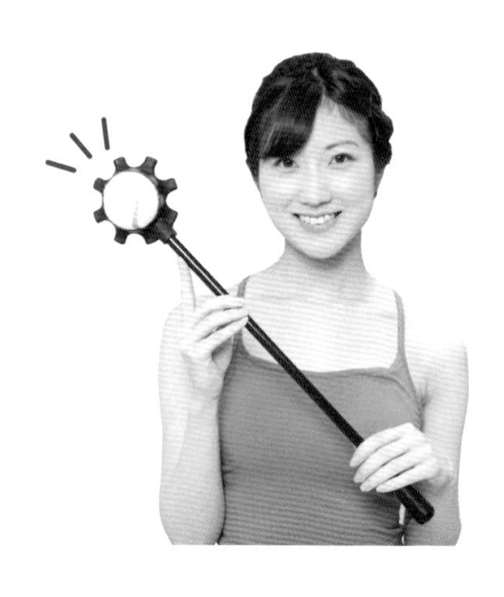

本書介紹的「疼痛引導體操」效果因人而異，長時間有耐心、仔細地做體操很重要。另外，因為膝蓋是非常脆弱的部位，所以請絕對不要勉強，做體操的時候請自行負責。感覺到違和感的時候必須立刻停止。萬一身體狀況發生異常，出版社以及作者一概不負任何責任。

PART 3

疼痛的原因
在這「四個部位」

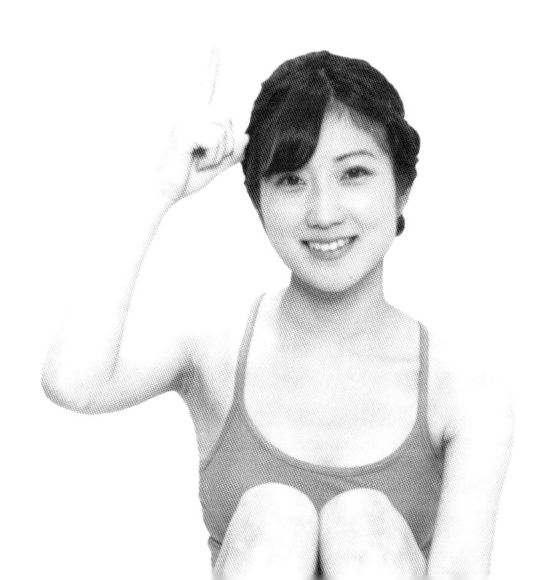

膝蓋的構造

膝蓋的關節由下列四塊骨頭組成。

- **股骨**（大腿的骨頭）
- **脛骨**（小腿的骨頭）
- **髕骨**（膝蓋的骨頭）
- **腓骨**（小腿外側的骨頭）

膝蓋的正面圖（伸直的時候）

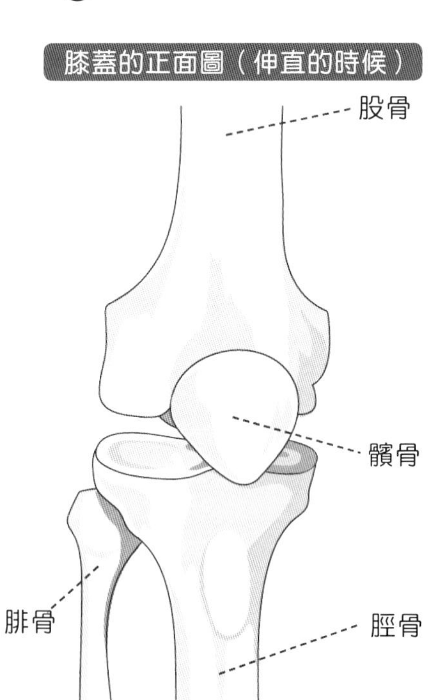

股骨和脛骨之間的「**股骨脛骨關節**」中，還包含著內側和外側的兩個關節，所以膝關節可以大致分成三個部位。

膝蓋的正面圖（彎曲的時候）

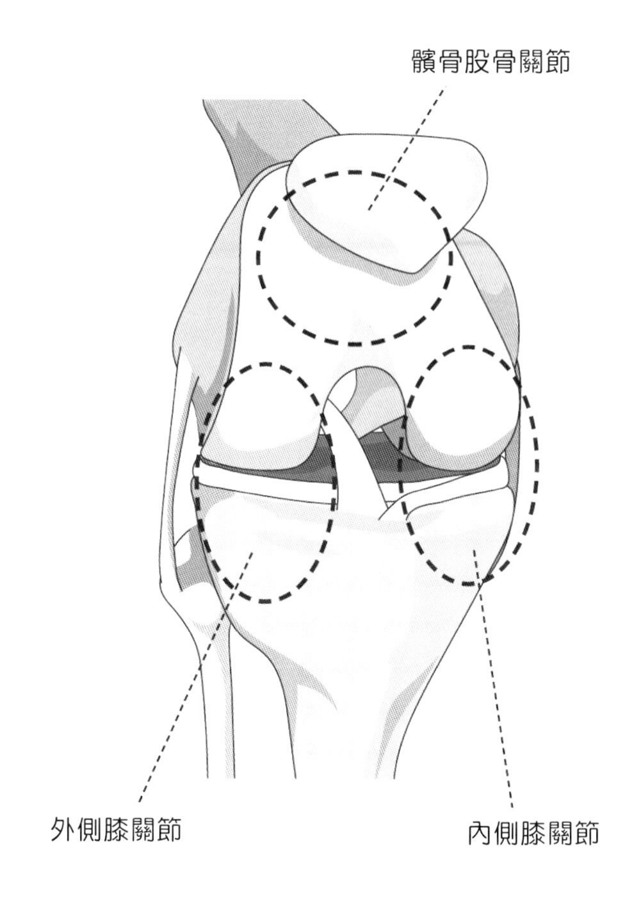

① 內側膝關節

是位於膝蓋內側的關節（內側股骨脛骨關節）。O型腿的人內側膝關節容易受損，這個部位受到損傷時，稱為「內側退化性膝關節炎」。

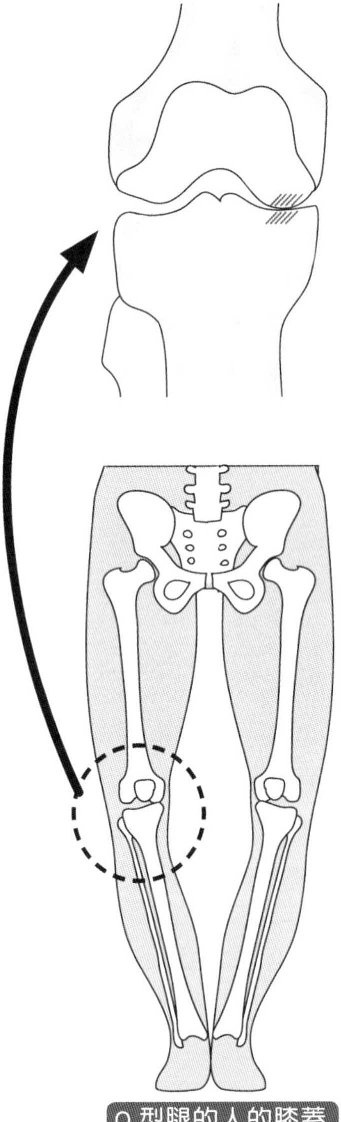

O 型腿的人的膝蓋

② 外側膝關節

是位於膝蓋外側的關節（外側股骨脛骨關節）。X型腿的人外側膝關節容易受損，這個部位受到損傷時，稱為「外側退化性膝關節炎」。

③ 髕骨股骨關節

是指膝蓋的髕骨後方的關節，也就是髕骨跟股骨之間的關節。這個關節受到損傷時，稱為「髕骨股骨疼痛症候群」。

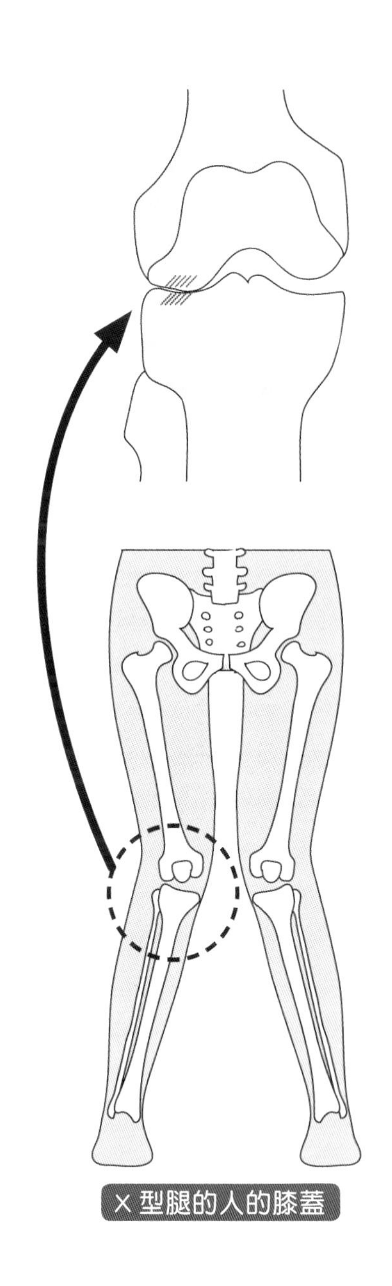

X 型腿的人的膝蓋

股骨、脛骨和髕骨靠著名為「**關節囊**」的關節袋子，與韌帶、肌肉和肌腱連結在一起。膝關節的中間有防止膝蓋往前移位的「**前十字韌帶**」和防止膝蓋往後移位的「**後十字韌帶**」，在內側有防止膝蓋往內側移位的「**內側副韌帶**」，外側則是有防止膝蓋往外側移位的「**外側副韌帶**」。

從側面看的膝蓋圖

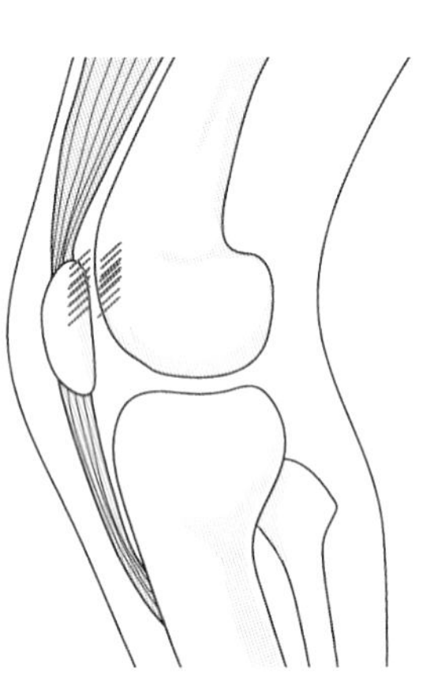

從上面看的髕骨圖

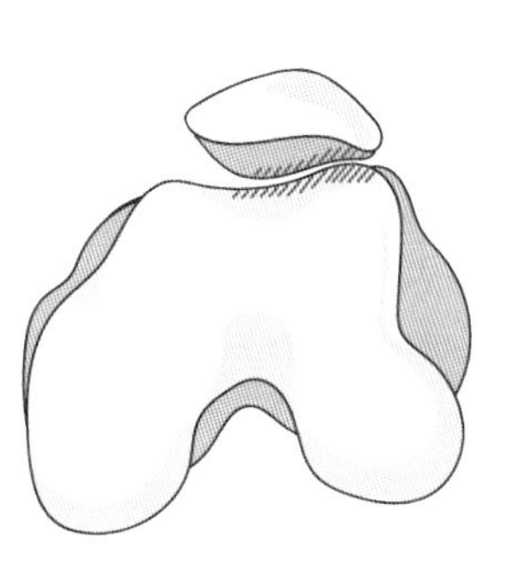

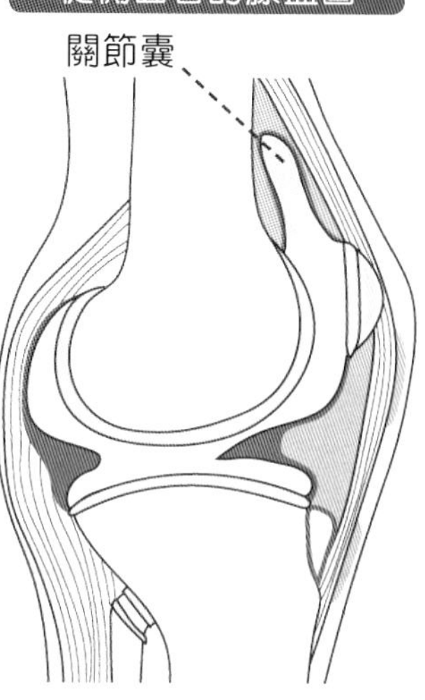

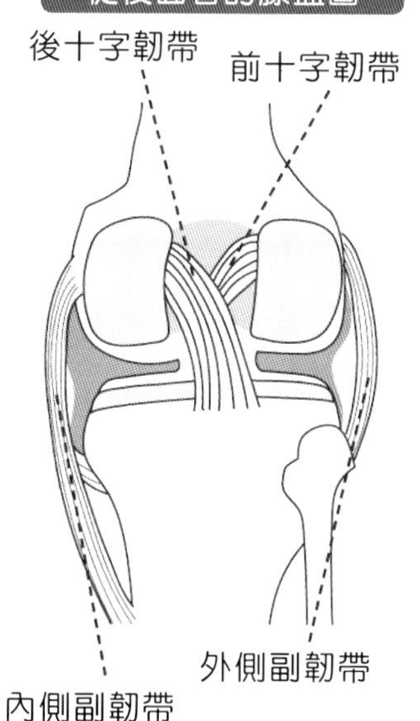

位於膝關節中間的韌帶因為沒有神經分布，所以受傷之後不會立刻感覺到疼痛，但是位於膝蓋兩側的韌帶有神經分布，所以受傷之後會立刻感覺到疼痛。

股骨、脛骨和髕骨連接的部位被**關節軟骨**所覆蓋，關節軟骨是平滑又有彈性的軟骨組織，能夠防止骨頭和骨頭直接互相摩擦。關節軟骨的80％都是水分，剩下的20％則是由膠原蛋白、玻尿酸和軟骨素（chondroitin）等成分所組成。

關節軟骨因為沒有血管分布，所以無法直接從血液獲取養分。因此，關節在承受重量的時候會在軟骨內引發稱為「**擠壓作用**」的擴散作用，藉此從關節液來獲得養分的供給。

但是，跟直接從血管補充營養比起來，擴散作用的效率很差，所以關節軟骨只要受到損傷就會很難復原。而且，因為關節軟骨沒有神經分布，所以不會立刻感覺到疼痛。

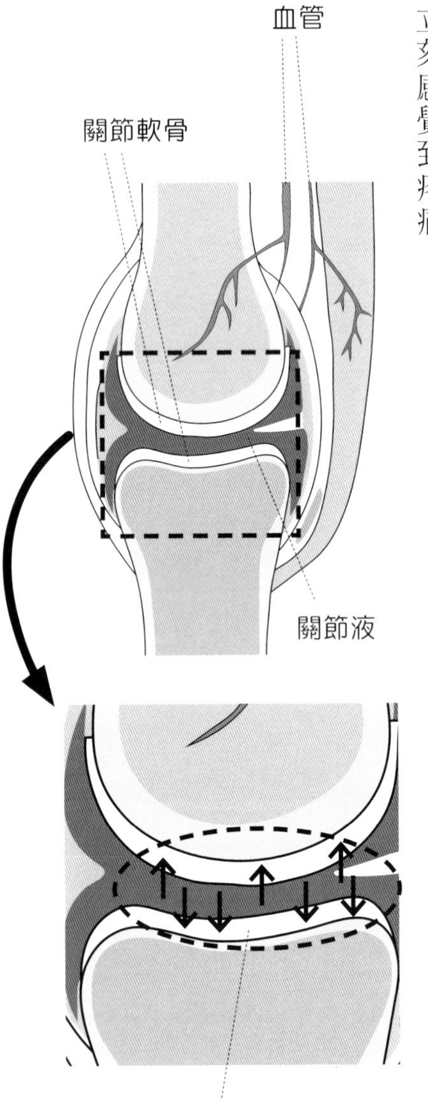

關節囊內部裝滿了關節液，關節液有著潤滑油的功能，可以幫助膝蓋彎曲和伸直。關節液的量通常在1cc以下，但如果關節囊內側的滑膜發炎，水分就會堆積在關節囊內部，膝蓋也會變得難以彎曲和伸直。

另外，因為關節囊有神經分布，所以只要關節囊發生扭曲或關節內部發炎，就會立刻感覺到疼痛。

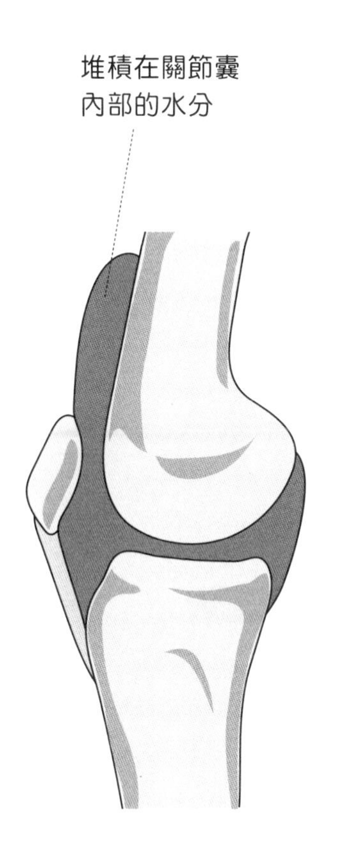

股骨的軟骨和脛骨的軟骨之間，有著由纖維和軟骨所組成的「**半月板**」，半月板擔任著緩衝墊的角色。

半月板為彎月形狀，在膝蓋的內側和外側各有一片。半月板會讓膝關節的接觸面積增加，可以分散股骨和脛骨的關節軟骨所承受的重量。半月板幾乎沒有血管分布，所以跟關節軟骨一樣，是只要受到損傷就會很難復原的組織。另外，因為半月板沒有神經分布，所以就算受傷也不會感覺到疼痛。

從正面看的膝蓋圖

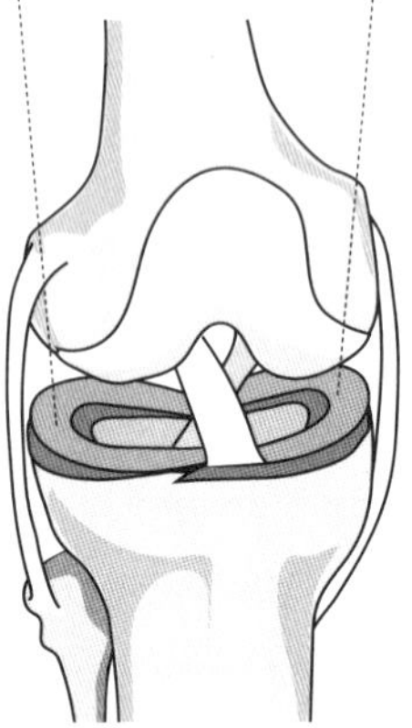

外側半月板
內側半月板

從側面看的膝蓋圖

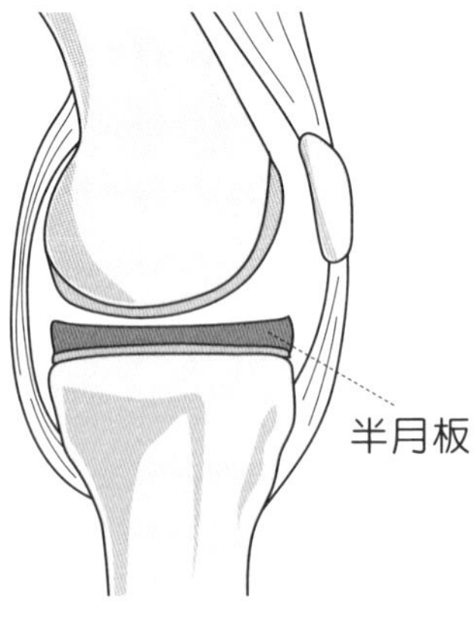

半月板

讓膝蓋關節能夠活動靠得是肌肉。肌肉收縮的時候，力量會透過肌腱傳到骨頭上面，然後讓膝關節產生動作。

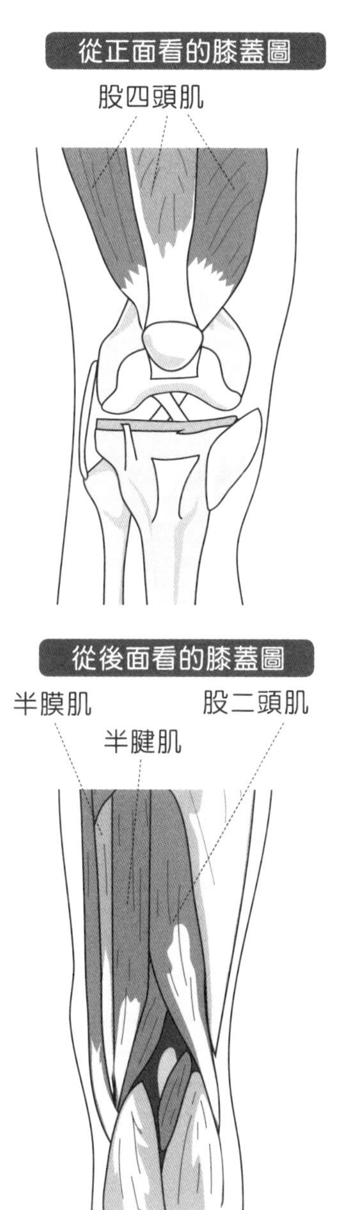

負責進行膝關節伸直動作（伸展）的是股四頭肌，負責進行彎曲動作（屈曲）的則是大腿後側的肌肉群，也就是由股二頭肌、半膜肌和半腱肌組成的「**腿後腱肌群**」。

股四頭肌

伸展運動

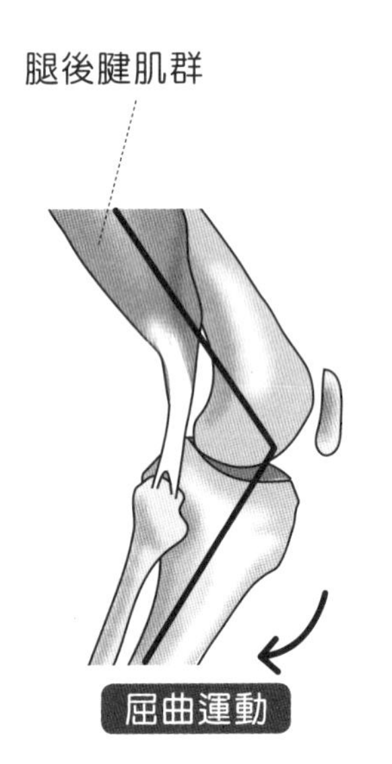

膝關節一旦在彎曲的狀態下，就可以做出往內側旋轉（內旋）的運動和往外側旋轉（外旋）的運動，但在伸直的狀態下兩種運動都做不出來。股二頭肌還具備讓膝關節外旋的功能，半膜肌和半腱肌具備讓膝關節內旋的功能。肌肉

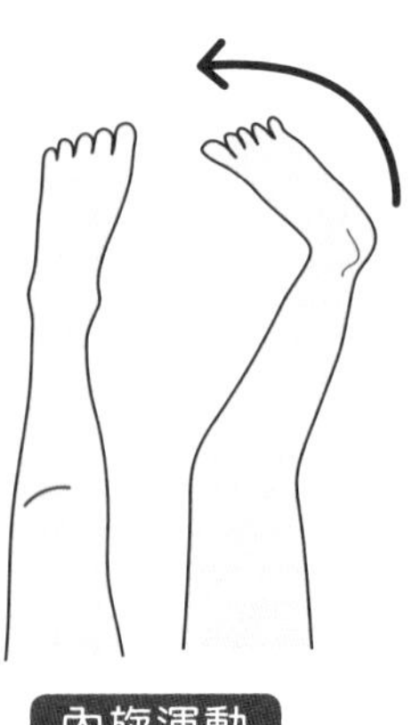

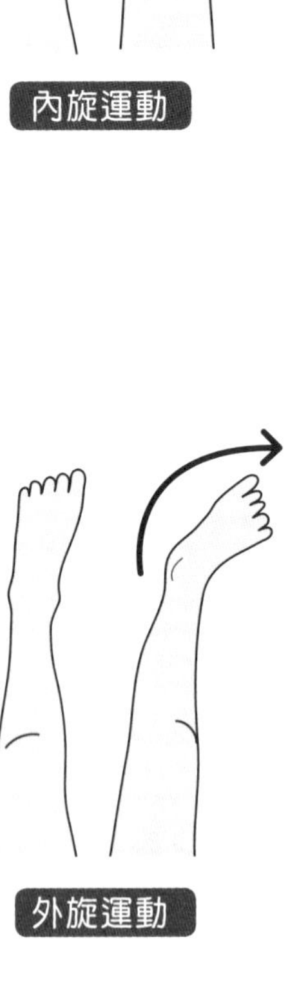

上有神經分布，所以立刻就會感覺到疼痛。

膝蓋痛是這樣發生的

雖然統稱為膝蓋痛，但很多時候就連現代的醫療技術也無法明確找出疼痛的原因。

也有報告指出「在X光片上看到的膝關節變形，不一定就是造成膝蓋痛的原因」。我的患者當中，也有人雖然在做完復健之後走路變得很輕鬆，但是X光照片卻顯示他的膝關節空隙變得比以前還要狹窄。相反地，也有人雖然膝蓋的疼痛很強烈，但是X光照片卻沒有任何異常，真的很不可思議。

膝蓋的疼痛跟很多組織都有關聯，例如骨頭、軟骨、半月板、韌帶、肌肉和神經等等，所以經常會找不到引發疼痛的真正原因。我在一邊反覆嘗試各種方法，一邊治療許多膝蓋痛患者的過程當中，漸漸理解到**「把引發膝蓋痛的部**

位分成四個來思考，會更容易找到正確的治療方法。」

膝蓋痛的原因，有下列四個部位。

①腰椎

②膝關節

③膝蓋的髕骨

④膝蓋周圍的肌肉

為了改善膝蓋痛，一定要先確定自己的膝蓋痛是①～④當中的哪一個部位造成的，然後再進行適合各個部位的體操，這兩個步驟是不可或缺的。

通常引發膝蓋痛的部位只有一個，但如果病程拉長，其他部位也有可能會成為膝蓋痛的原因，最後演變成多個部位一起引發膝蓋痛。

我調查了在我的診所進行治療的111個膝蓋痛的案例後，發現造成疼痛的原因部位，比例是膝關節86%，腰椎68%，髕骨20%，肌肉14%，結果顯示膝關節所佔的比例最高。

可是，如果只調查最主要的原因，比例卻變成了腰椎55%，膝關節40%，髕骨5%，肌肉0%，可以清楚看到腰椎跟膝蓋痛有非常大的關聯。

原因在於腰椎的情況

根據我的診所的調查，原因在於腰椎異常的神經痛進而產生的膝蓋痛佔了68%，但如果只看最主要的原因，腰椎卻是佔了最多的55%。

腰椎內部有脊髓通過，脊髓上面有神經根往左右兩邊分支出去。神經根如果因為腰椎管狹窄症或椎間盤突出等腰椎的疾病而受到壓迫的話，就會產生名

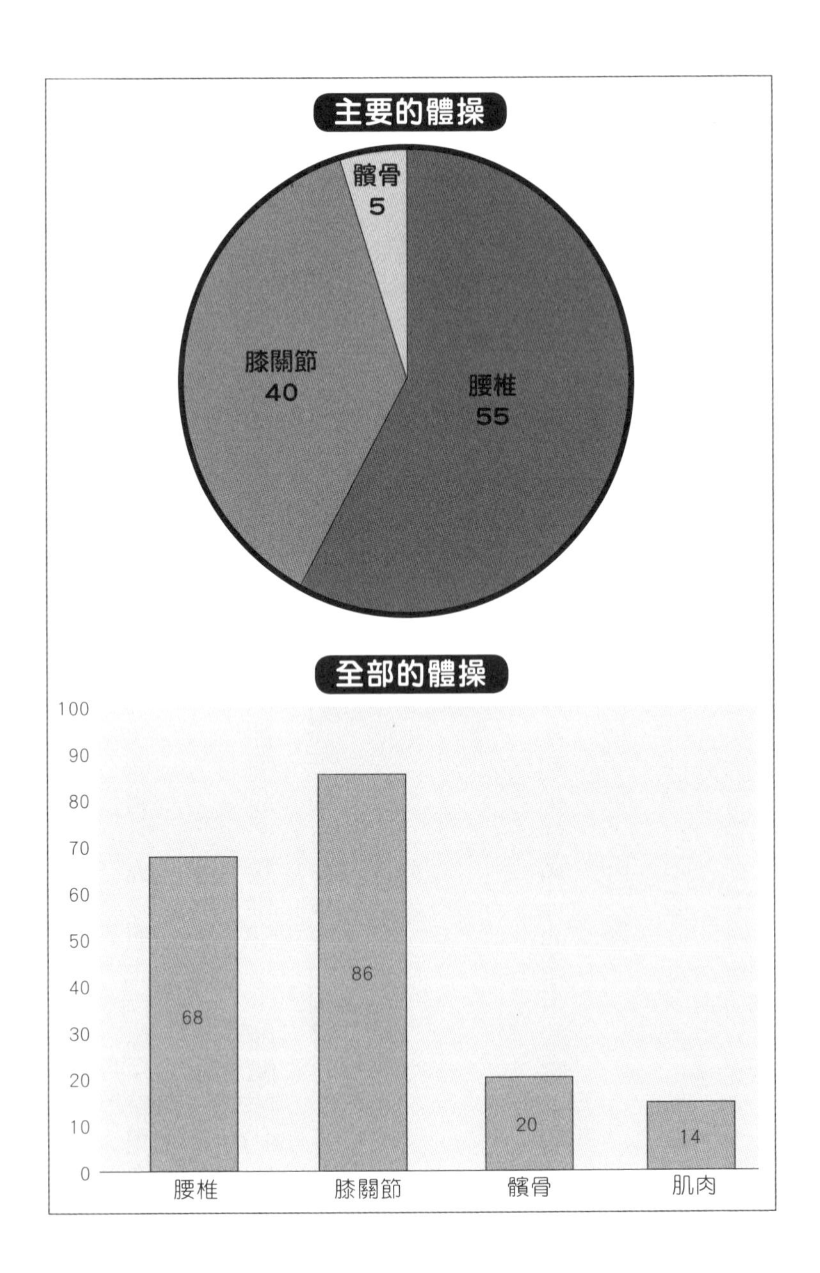
主要的體操
髖骨
5
膝關節
40
腰椎
55
全部的體操
100
90
80
70
60
50
40
30
20
10
0
68
86
20
14
腰椎
膝關節
髖骨
肌肉

為「**神經根病變**」的神經痛，這種神經痛有時候感覺起來會像是膝蓋痛。

另外，如果腰椎的椎間盤突出、椎體的軟骨下骨受損，或椎間關節歪斜的話，離腰椎非常遠的膝蓋也有可能會發生名為「**關聯痛**」的膝蓋痛。所謂的關聯痛，就是在非神經支配領域的部位所出現的疼痛，有時候會是身體沉重或遲鈍的感覺。雖然現在還不清楚關聯痛發生的原因，但就算沒有出現腰痛，也有可能因為腰椎的問題而產生膝蓋痛。

神經根病變和關聯痛都是神經會產生疼痛的症狀，而且這個神經痛還有可能會讓膝關節發炎。興奮的神經會在末梢部位分泌一種稱為「神經肽」的物質，神經肽可能會造成組織發炎，最後導致膝蓋裡面積水。

如果從腰部到腿部都有疼痛的感覺，就可以很明確地知道「原因在於腰部產生的神經痛」，但有些案例是腰部完全沒有疼痛感，只有膝蓋會感到疼痛，這時候，想要只靠症狀和照片就做出診斷非常困難。尤其是如果有積水的話，更容易會誤認為是膝關節有問題。

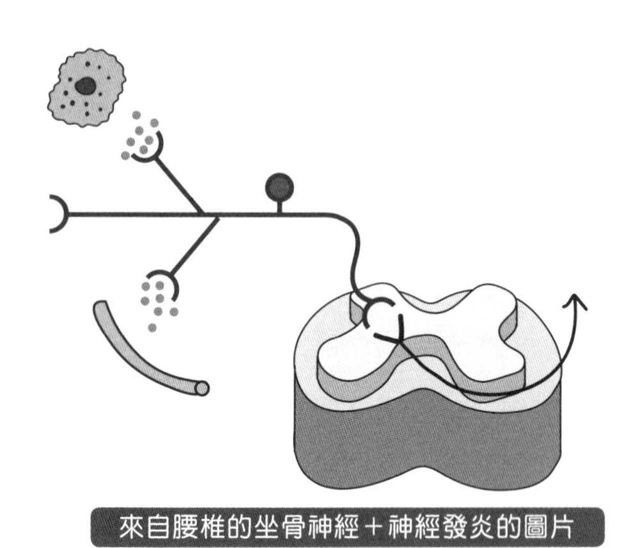

來自腰椎的坐骨神經＋神經發炎的圖片

膝蓋痛的患者當中，有些人雖然膝蓋有積水，但是膝關節的X光照片和MRI卻看不出任何的異常。如果針對這種原因不明的膝蓋痛患者進行腰椎的治療，有些人的膝蓋痛會獲得改善，同時膝蓋的腫脹也會消退，變得容易活動。根據這樣的治療經驗，可以推論出腰椎產生的神經痛，會引發膝蓋的疼痛，甚至還會讓膝關節發炎。

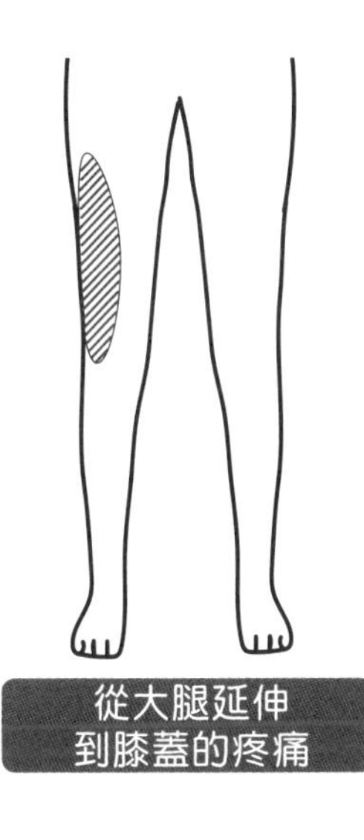

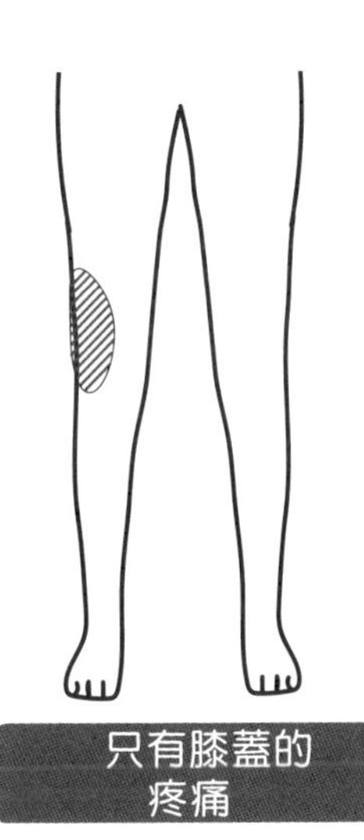

如果膝蓋的疼痛是從大腿延伸到膝蓋，就有很高的可能性是腰椎產生的疼痛。另外，即使是伴隨著麻痺感的膝蓋痛，也一樣有很高的可能性是腰椎產生的疼痛。但是，就算只有膝蓋會痛，沒有伴隨麻痺感，也無法否定是來自腰椎神經痛的可能性。

原因在於膝關節的情況

根據我的診所的調查，86％患者的疼痛來自於膝關節的異常，佔了最高的比例，但如果只看最主要的原因，卻只佔了40％，比腰椎還少。這種膝蓋痛是包覆膝關節的關節囊扭曲發炎，或軟骨磨損之後傷到骨頭所產生的疼痛。

關節囊有神經分布，所以關節囊只要發生扭曲就會立刻感覺到疼痛。一旦關節內部發炎就會刺激到關節囊，因此患者在安靜休息的時候也會感受到疼痛。要是關節囊因為重複的發炎而逐漸攣縮，到最後連一點點的小動作都會輕易地讓關節囊受傷，如果繼續惡化下去，還有可能會讓膝關節的可動範圍受到限制。

若朝著會讓關節囊更加扭曲的方向活動膝關節，疼痛感會增強；若朝著可以消除扭曲的方向活動膝關節，疼痛感則會減輕。

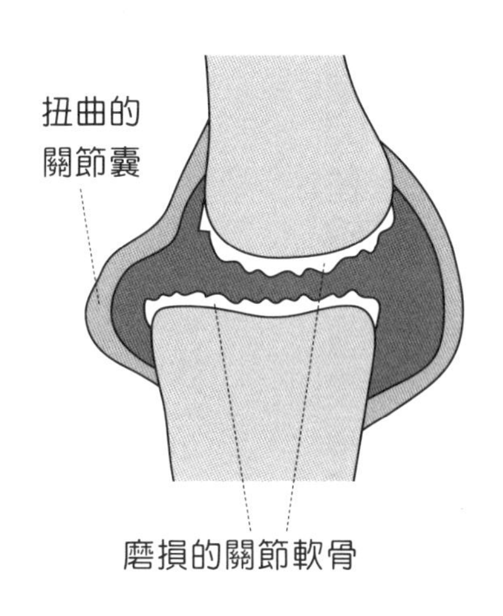

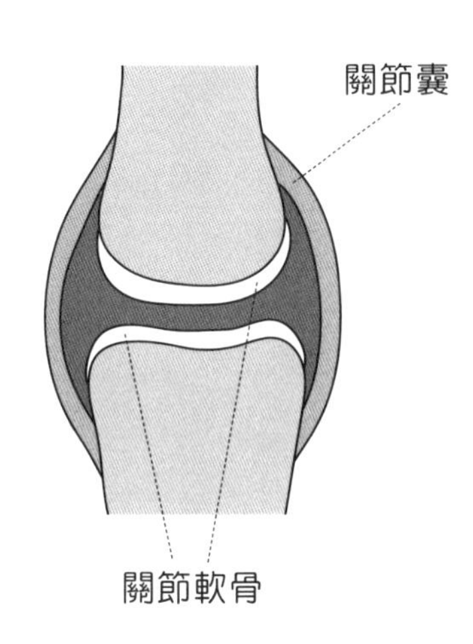

關節囊扭曲所產生的疼痛，在矯正扭曲之後就會慢慢地消失。但是，如果在安靜休息的狀態下也會感覺到疼痛，還是先暫時靜養一陣子會比較安全。

關節的軟骨因為沒有神經分布，所以如果只有表面損傷的話，並不會感覺到疼痛。但是，如果被磨損掉的軟骨碎片刺激到滑膜，膝關節就會發炎，成為膝蓋痛的原因。

另外，軟骨的損傷持續加重，導致軟骨下方的骨頭（軟骨下骨）跟著受傷的話，產生的疼痛會讓關節的可動範圍受到非常大的限制，膝蓋會變得很難彎曲和伸直。

軟骨組織損傷造成的疼痛，即便做體操也沒辦法立刻改善。必須長時間做一些會適當引發擠壓作用的小幅動作，讓關節液當中的營養進入軟骨，同時耐心等待關節軟骨修復。

原因在於膝蓋髕骨的情況

髕骨的關節，也就是髕骨股骨關節異常產生的疼痛，常見的症狀是膝蓋的前面會感覺到疼痛，活動膝蓋的時候還有可能會發出「喀啦喀啦」的聲音。

這種類型的膝蓋痛，可以推斷是「**髕骨在偏移的位置上活動**」所引起的疼痛。髕骨周圍的關節囊、肌肉和肌腱都有神經分布，所以這些部位發生扭曲的話，立刻就會感覺到疼痛。髕骨如果長期持續往偏移的方向活動，髕骨股骨關節的關節軟骨就會漸漸磨損，引起髕骨股骨疼痛症候群。

若朝著會讓髕骨更加偏移的方向活動膝關節，疼痛感就會增強；若朝著可

從上面看的膝蓋圖

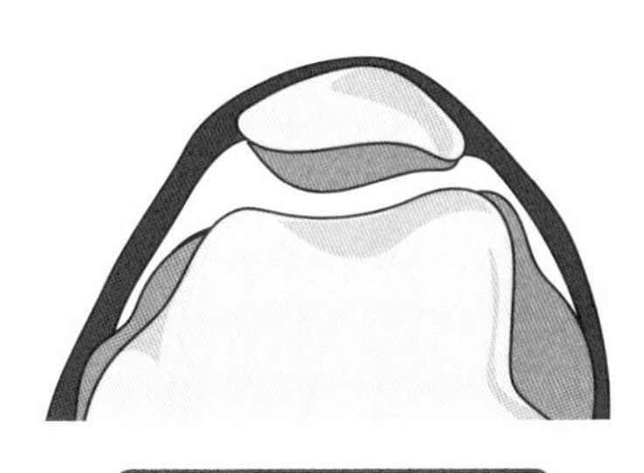

正常的髕骨位置

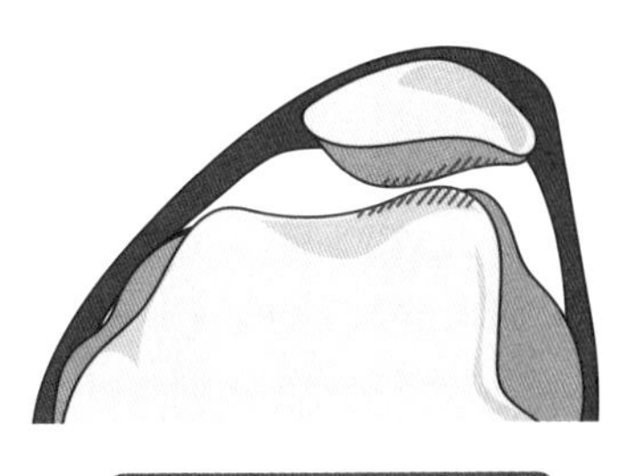

髕骨的偏移

以矯正偏移的方向活動膝關節，疼痛感則會減輕。

髕骨偏移產生的疼痛在矯正偏移之後就會慢慢消失，發炎的症狀也會跟著改善。

髕骨股骨關節的關節軟骨因為受到磨損而引起髕骨股骨疼痛症候群的時候，此時做體操是沒有用的，必須長時間做一些能適當引發擠壓作用的小幅動作，讓關節液當中的營養進入軟骨，同時耐心等待關節軟骨修復。

原因在於肌肉的情況

根據我診所的調查，14％患者的疼痛來自於肌肉的異常，但肌肉異常卻不是任何患者主要發病的原因。雖然肌肉並不是引發膝蓋痛的根本原因，但有時候如果不治療肌肉，膝蓋痛可能會一直無法改善。

理由是，膝關節發生異常的時候，肌肉會為了保護關節而變得緊張。這個現象稱為「**防禦性收縮**」，這種現象本身是良好的反應，但如果肌肉的緊張長期持續的話，到最後會演變成肌肉隨時都處於收縮的狀態，稱為「痙攣」，接著肌肉本身也會開始出現損傷，然後就會演變成膝蓋痛的原因。

此時只要消除肌肉痙攣的現象就可以減輕疼痛，但如果膝關節還殘留著異常，肌肉又會為了保護關節而再次引發痙攣。就算做完按摩之後疼痛感有減輕，這也只是暫時的效果而已，隔天又會回到跟平常一樣，疼痛的原因就在這裡。

因為單獨治療肌肉的效果非常弱，所以通常都會跟膝關節、腰椎或髖骨的治療一起進行。

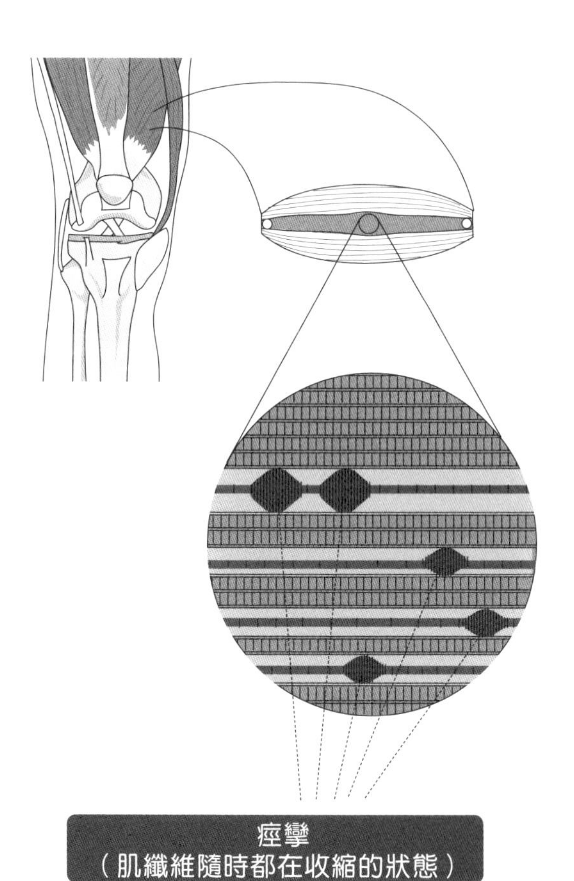

PART 4

讓膝蓋一輩子都不會痛的生活習慣

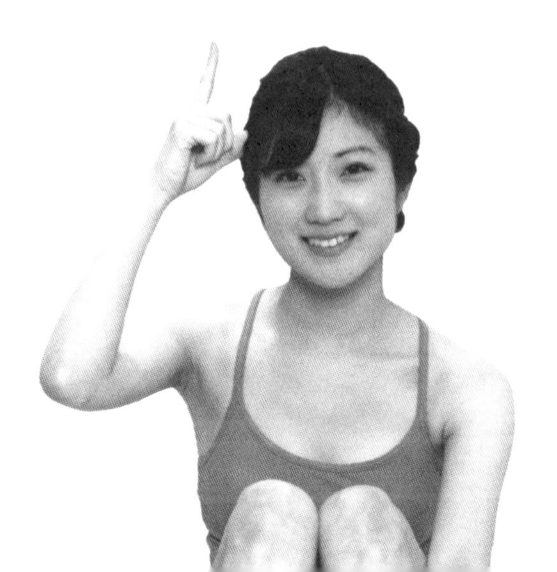

依據膝蓋痛的類型，選擇適合的姿勢改善法

為了防止復發或惡化，在膝蓋痛改善之後，也要記得保持正確的姿勢和動作。所謂「正確的姿勢」，並不是只要一股腦地伸直背部就行了。

根據腰椎型和膝關節型，每個類型適合的正確姿勢都不一樣。另外，髕骨型或肌肉型的患者，請在本章介紹的姿勢當中，挑選出一個能感覺到舒服的姿勢和動作來做。

■腰椎型膝蓋痛・後屈改善型的姿勢

① 屁股坐在椅子的最後面（靠在椅背上），專心感受脊椎的每一個動作，同時慢慢地伸直背部，把胸部往斜上方推，讓腰往後彎曲。

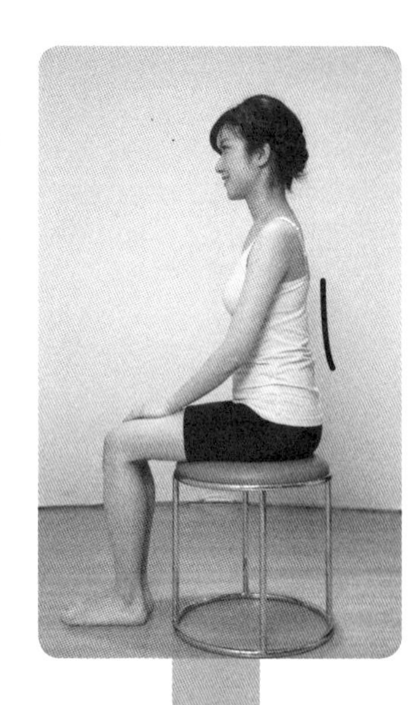

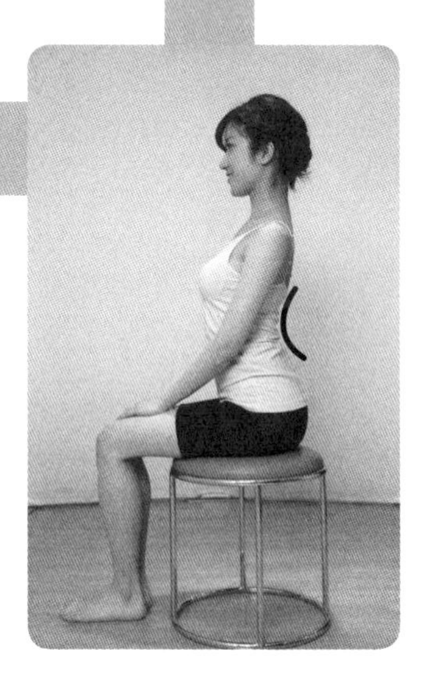

②專心感受脊椎的動作，慢慢地放鬆背部，在身體能夠穩定的姿勢停住。

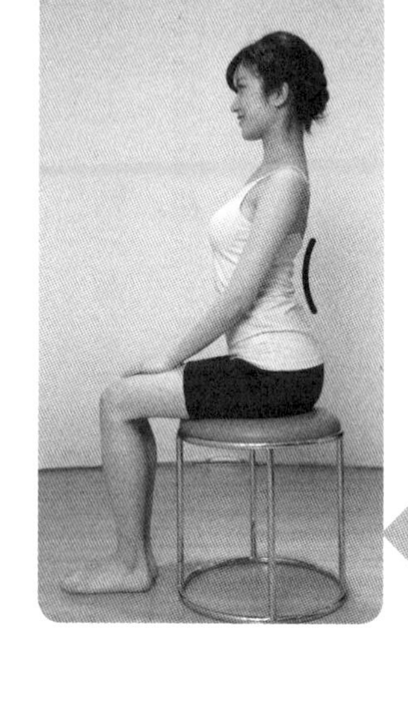

■腰椎型膝蓋痛・前屈改善型的姿勢

①屁股淺淺坐在椅子上（與椅背有一段距離），專心感受脊椎的每一個動作，同時慢慢地往前彎曲背部，盡量把背部彎起來做出駝背的姿勢。

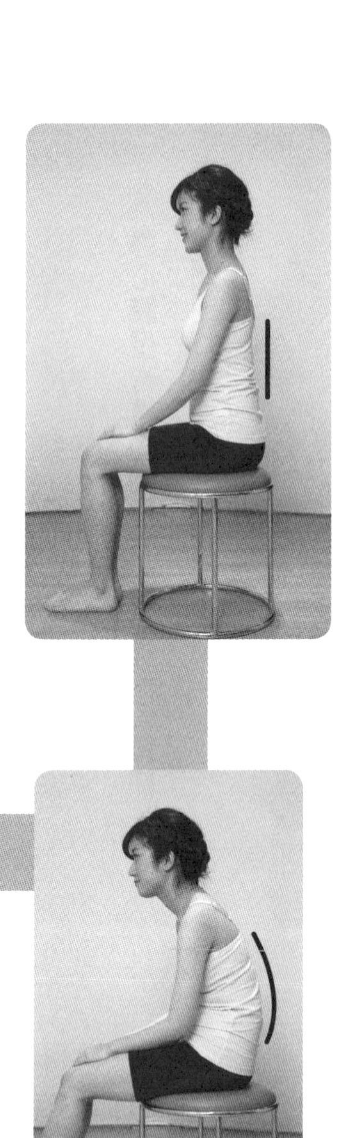

②專心感受脊椎的動作，在不會疼痛的範圍內逐漸伸直背部，在身體能夠穩定的姿勢停住。

■膝關節型膝蓋痛・伸展改善型的姿勢

・坐在椅子上，伸直疼痛邊的膝關節。

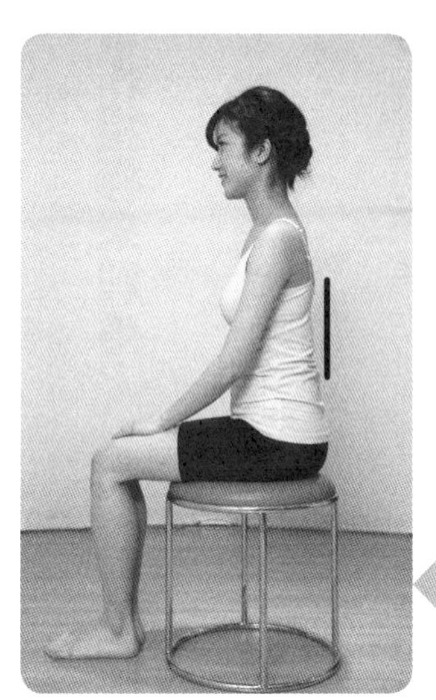

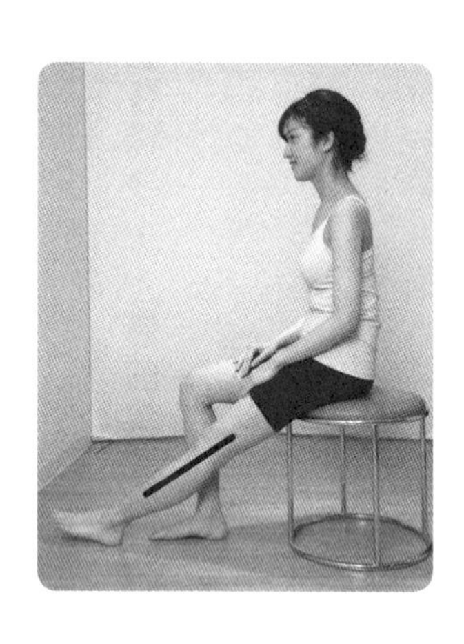

■膝關節型膝蓋痛・屈曲改善型的姿勢

・坐在椅子上，彎曲疼痛邊的膝關節。

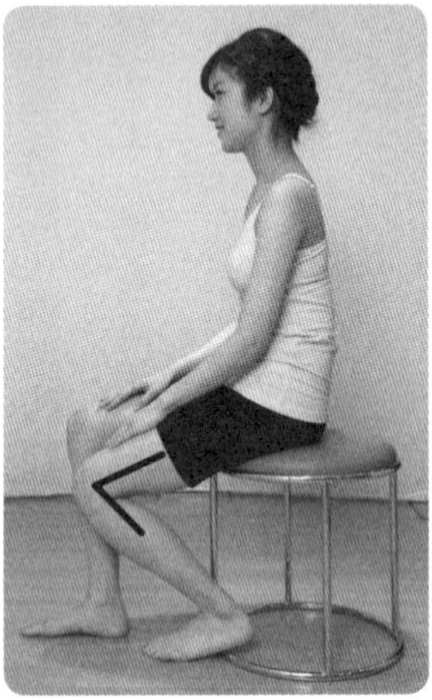

在生活中把疼痛當作指標來利用

對膝蓋而言，最理想的日常動作是什麼樣的動作呢？

最「能夠信任」的指標，果然還是疼痛。疼痛引導體操就是把膝蓋的疼痛當作導航系統來尋找最適合的體操，而同樣的原理也可以用來尋找適合的日常動作。

其實，疼痛就是身體發出來的警告，讓我們知道身體內發生了異常。如果我們不會感覺到疼痛的話，在身體發生重大問題的時候，我們就會直到狀況已經危及性命的時候才發現。

舉例來說，重度的糖尿病患者很容易罹患「糖尿病神經病變」，這種疾病會讓雙腳的神經麻痺，感覺不到疼痛。得到這種疾病的話，即使腳被鞋子磨破了也不會發現，最糟糕的情況是腳上還會出現稱為「壞疽」的腐爛症狀，到最後就只能截肢了。

如果感覺到疼痛的話，請把疼痛當作「情報」來處理。最重要的事情就是把疼痛當作指標，思考該怎麼利用疼痛來改善問題。

雖然每個人都不喜歡疼痛，但只要想著這是能夠了解自己身體的訊號，就可以從比較不一樣的角度來看待疼痛了。這一點跟利用藥物和注射來抑制疼痛的對症療法有著180度的差異。

當然，如果疼痛強烈到已經讓日常生活出現障礙，先服用止痛藥一陣子也沒有關係。不過，必須慢慢地減少藥量。曾經有資料顯示，如果服用止痛藥的時間長達三年，軟骨的量會比沒有在服藥的人減少得更多。如果利用藥物強行壓抑疼痛，繼續讓膝關節承受負擔，反而會加快膝關節被破壞的速度，所以請把止痛藥的量縮減到最低限度。

日記可以有效幫助改善疼痛

其實至今並沒有一套適合膝蓋痛患者的標準動作。必須先分析每個人的疼痛與日常生活之間的關係，然後再判斷出適合的動作。

因此，我的診所平時都會活用「**疼痛改善日記**」來幫助患者紀錄膝蓋痛和動作。這個紀錄不只是為了改善膝蓋痛，也是為了利用運動療法來改善椎管狹窄症或神經根病變等所有的身體疼痛而做的紀錄。

當感覺到「今天從早上開始膝蓋痛就很嚴重」的時候，就可以拿起日記看一下昨天做了什麼事情。

舉例來說，如果每次做完健走運動之後隔天疼痛都會變嚴重，就可以認為健走運動會給膝蓋帶來負擔。就算在運動過程中不會感受到疼痛，只要在運動之後有疼痛的感覺，就請避開這項運動。

如果只要碰到下雨天疼痛就會增強，就可以認為是氣壓的影響，讓神經變得過敏，所以才會產生疼痛。

請務必自行製作一份疼痛改善日記，並且要把下一頁的重點都放進日記裡面。以後你一定會認為「當時有寫下來真是太好了」。

①日期

不只要紀錄疼痛在哪一天增強，還要以星期和月份為單位來追蹤疼痛的變化，會很有幫助。

②疼痛的程度

把疼痛的程度設定為0～10，用11個等級來標示疼痛位在哪個階段。

③做體操的時間和頻率

可以試著比較看看在能夠頻繁做體操的日子，和因為太忙而幾乎無法做體操的日子，兩者之間感受到的疼痛有多大的差異。

④姿勢

就算很忙也一樣可以隨時隨地矯正姿勢，所以這個項目可以幫助我們注意到姿勢的重要性。

⑤注意到的事情

只要發現「怎樣的日常動作會影響疼痛」，就會逐漸明白自己日常生活中應該怎麼做。

整天只注意疼痛並不是一件好事，但隨時都在躲避疼痛也不是最根本的解決方法。疼痛改善日記可以讓各位直接面對疼痛，並且把重點放在改善疼痛的行動上面。所以這不是「疼痛日記」，而是「疼痛改善日記」。

疼痛改善日記 （ 月） 姓名

日期	星期	疼痛的強度 不會痛 ⟷ 極度疼痛											做體操、搖晃運動的時間 ○：約10次 △：約5次 ……：搖晃運動	姿勢 ○/△/×	補充說明 行動、走路、疼痛的情形等等
		0	1	2	3	4	5	6	7	8	9	#			
範例	五				○								6 7 8 9 10 11 12 13 14 15 16 17 18 19 20 21 22 23 ○(8) ……△(13) ……○(20)	△	走路一個小時後膝蓋就痛起來
													6 7 8 9 10 11 12 13 14 15 16 17 18 19 20 21 22 23		
													6 7 8 9 10 11 12 13 14 15 16 17 18 19 20 21 22 23		
													6 7 8 9 10 11 12 13 14 15 16 17 18 19 20 21 22 23		
													6 7 8 9 10 11 12 13 14 15 16 17 18 19 20 21 22 23		
													6 7 8 9 10 11 12 13 14 15 16 17 18 19 20 21 22 23		
													6 7 8 9 10 11 12 13 14 15 16 17 18 19 20 21 22 23		
													6 7 8 9 10 11 12 13 14 15 16 17 18 19 20 21 22 23		
													6 7 8 9 10 11 12 13 14 15 16 17 18 19 20 21 22 23		
													6 7 8 9 10 11 12 13 14 15 16 17 18 19 20 21 22 23		
													6 7 8 9 10 11 12 13 14 15 16 17 18 19 20 21 22 23		
													6 7 8 9 10 11 12 13 14 15 16 17 18 19 20 21 22 23		
													6 7 8 9 10 11 12 13 14 15 16 17 18 19 20 21 22 23		
													6 7 8 9 10 11 12 13 14 15 16 17 18 19 20 21 22 23		
													6 7 8 9 10 11 12 13 14 15 16 17 18 19 20 21 22 23		
													6 7 8 9 10 11 12 13 14 15 16 17 18 19 20 21 22 23		

在不會疼痛的範圍內做運動

運動做得太激烈的話，會增加膝蓋痛的風險。

有資料顯示，參與運動競賽的專業運動員中，有膝蓋痛的人數比例很高，所以我不建議各位做太激烈的運動。不過，若能在不會痛的範圍內，給予關節軟骨適度刺激時，反而可以期待NF－κB（NF-kappaB）抑制關節的發炎症狀進而緩和疼痛的效果。但是，如果要問做到什麼樣的程度是沒問題的，這只能用自己的疼痛當作指標，所以必須多加注意。

我推薦的運動是使用枴杖的健走運動。如果使用的是單邊枴杖，請在走路的時候把枴杖放在不會痛的那一邊，疼痛側的腳和枴杖要同時往前伸出去，讓體重分散到枴杖和疼痛側的腳上。

使用兩支手杖的北歐式健走比單邊枴杖更能減輕膝蓋的負擔，所以我很推薦這項運動。

在游泳池裡的健走，只要在不會痛的範圍內都可以盡情地做，或者至少要保持在疼痛不會增強的範圍內。跑步會讓膝蓋承受巨大的負擔，所以不推薦。

另外，輕裝登山也是很受歡迎的運動。不但能夠享受到漫步在大自然中的感覺，而且可以用自己的步調來行走的這一點也很棒。如果在爬山的時候使用兩支手杖，登山運動實行起來會更安全。但是，若上升到重裝登山的階段之後，因為膝蓋的負擔變大，有些人反而因此讓膝蓋受了傷，所以請各位一定要充分注意安全。

經常有人問我：「我可以打網球嗎？」但因為打網球的過程中有很多瞬間用力踩踏地板的動作，所以我不推薦這項運動。

至於高爾夫球，只要膝蓋不會疼痛

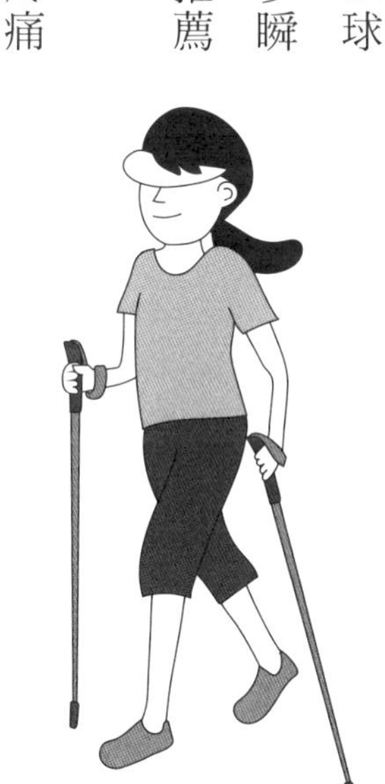

都可以繼續打，但是因為過程中含有快速扭轉腰部和膝蓋的動作，所以千萬不要勉強。槌球運動則不會對身體產生負擔，所以我很推薦老年人做這項運動。

限醣飲食可以有效改善膝蓋痛

肥胖（代謝症候群）跟膝蓋痛的發生有著很明顯的關聯。曾經有報告指出，代表肥胖度的ＢＭＩ（Body Mass Index）數值越高，產生膝蓋痛的風險也會越高。連治療準則也建議肥胖的膝蓋痛患者應該要減重（推薦度96％）。

我平常推薦患者改善膝蓋痛的飲食法，就是限醣飲食法。限制醣類攝取的效果不是只有消除肥胖而已，還可以強化骨頭和軟骨這些運動組織。除了正在接受降血糖治療的糖尿病患者以外，任何人都可以立刻開始進行限醣飲食。

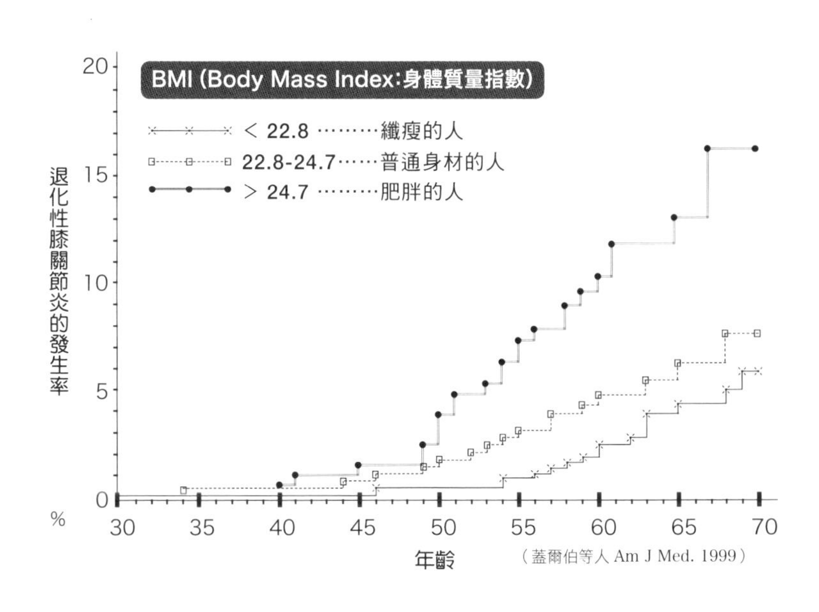

最近「不吃碳水化合物」的限醣飲食方法越來越普遍，雖然有效，但是100％不吃碳水化合物的飲食模式不容易產生飽足感，而且很難長期持續。所以我研發活用很像白飯的食物方法，稱為「假飯食譜」。

具體而言，就是「蛋鬆飯」、「白花椰菜飯」、「豆腐飯」和「杏鮑菇飯」等等。蛋鬆和豆腐只需要用平底鍋炒一下，白花椰菜和杏鮑菇則是只要水煮燙過再切碎就行了。

要把煎蛋弄成漂亮的蛋鬆狀，訣竅在於一邊使用小火慢慢加熱，一邊用筷子攪拌打散。如果用大火加熱的話，蛋液會瞬間凝固，然後變成很大的塊狀，所以在蛋變得太硬前，請在中途就把火關掉，並且用筷子打散成細小的碎末。把整個蛋都打散成碎末之後，用煎蛋做成的假飯就完成了。

這些食材都幾乎不含醣分。蛋和豆腐含有均衡的蛋白質、脂質、維生素和礦物質等，白花椰菜和杏鮑菇則含有豐富的維生素和礦物質。

再放上鰻魚或鮪魚的「假蓋飯」非常好吃，也會帶來飽足感。我自己就是用這個方法成功減掉了14公斤。

在這裡，我們再重新思考一下限醣飲食和膝蓋痛之間的關係吧。

所謂的限醣飲食，就是不吃主食的白飯、麵包和麵類，改從肉類、魚類、蛋類、大豆食品和綠葉蔬菜來攝取蛋白質、脂質、維生素和膳食纖維等營養素的「飲食療法」。

限醣飲食的效果主要可以分成下列三種機制。

①防止糖化

攝取太多醣分會讓關節軟骨和韌帶的蛋白質出現「**糖化**」現象。所謂的糖化，就是**血液中沒有被當作能量消耗掉的多餘醣分，跟蛋白質結合之後，讓細胞劣化的現象**。醣分跟蛋白質結合之後會變化成AGE（最終糖化產物），現在普遍認為AGE跟細胞的老化有關。

AGE不只會製造出白頭髮和皺紋，還會讓軟骨和骨頭變得衰弱，引發膝蓋痛和骨質疏鬆症。

曾經有研究指出，讓AGE在膝蓋痛患者的關節軟骨上產生作用之後，NF—κB也會參與進來，讓細胞激素這種會引起發炎的蛋白質增加，因此AGE跟膝蓋痛有著緊密關係，近來也逐漸被了解。

②修復軟骨

限醣飲食法雖然減少了碳水化合物的攝取，不過相對地要攝取更多的蛋白質和脂質這些身體需要的營養素，因此限醣飲食也有強化身體細胞組織的效果。碳水化合物只是暫時性的養分，必須充分提供建造身體組織所需要的養分，才能夠促進受損的軟骨及骨頭修復。

③ 消除肥胖

就跟128頁說過的內容一樣，肥胖會提高膝蓋痛的風險，如果BMI值在25以上，就一定要減輕膝關節的負擔才行。

血液中多餘的醣分會轉化成脂肪然後堆積在體內，成為肥胖的原因。只要利用限醣飲食來防止身體儲存不必要的脂肪，就可以在不減少必須營養素的狀態下順利成功減肥。

限醣的機制

所謂的醣分就是指葡萄糖，血糖值則是血液中的葡萄糖數值。也就是說，所謂醣分較多的食物就是指含有很多葡萄糖的食物。

砂糖當中含有稱為蔗糖的糖類，蔗糖被分解之後會變成葡萄糖。水果含有的果糖雖然不會直接導致血糖值上升，但是攝取太多的話也會轉化成脂肪，成為肥胖的原因。

碳水化合物被分解之後會變成醣分與膳食纖維，不過幾乎都可以視為醣分。用食材來舉例的話就是米和小麥粉，這些長時間被人類當作主食的穀類，就是最具代表性的碳水化合物。其他像是番薯和馬鈴薯這種澱粉含量很多的薯芋類蔬菜，還有牛蒡和蓮藕這種莖類蔬菜，也都含有很多的醣分。

攝取醣分之後，醣分會被小腸吸收，然後進入血液中讓血糖值上升。若長期維持血糖值很高的狀態，會對人體造成各式各樣不好的影響，所以胰臟會分泌一種稱為胰島素的激素來降低血糖值。胰島素會讓多餘的血糖轉化成脂肪，這就是導致肥胖的原因。

跟醣分比起來，蛋白質和脂質比較難轉化成脂肪，而且只要攝取充分的蛋白質和脂質就不會想吃其他多餘的東西了。

人類必須攝取才能活下去的必須營養素，是下列這四個。

●蛋白質（例如肉類、魚類、大豆和蛋）
●脂質（例如肉類、橄欖油和奶油）
●礦物質（例如肉類、蔬菜和蛋）
●維生素（例如肉類、蔬菜、肝臟之類的內臟和蛋）

沒錯，其實人類不用攝取碳水化合物也可以活得下去。盡量避免攝取不需要的營養素，並且把必須營養素當作攝取營養的重點，才能讓人體隨時保持健康。

或許有人會想問「不攝取醣分的話，不會導致低血糖嗎」？但其實讓人完全動不了的極端低血糖狀態並不會發生。這是為什麼呢？是因為人類的身體內，有很多種提高血糖值的激素，例如腎上腺素，所以只要有必要時，身體內部要合成出多少的醣都沒問題。

原本人類在石器時代過著採集狩獵生活的時候，基本上一直都是空腹的狀態，而且平常攝取最多的營養素是蛋白質和脂質，所以不需要擔心高血糖的問題。直到開始進入農耕生活之後，人類才養成每天攝取醣分的習慣。

證據就是人體能夠製造出來的降血糖激素只有胰島素一個，但是相對地，升高血糖的激素卻有腎上激素、糖皮質素、去甲基腎上腺素和生長激素等等，數量很多。

我經常聽到「醣分是大腦唯一的營養來源」這句話，事實上是錯誤的觀念。除了醣分以外，大腦的神經細胞還能夠把脂肪燃燒後所產生的「酮體」當

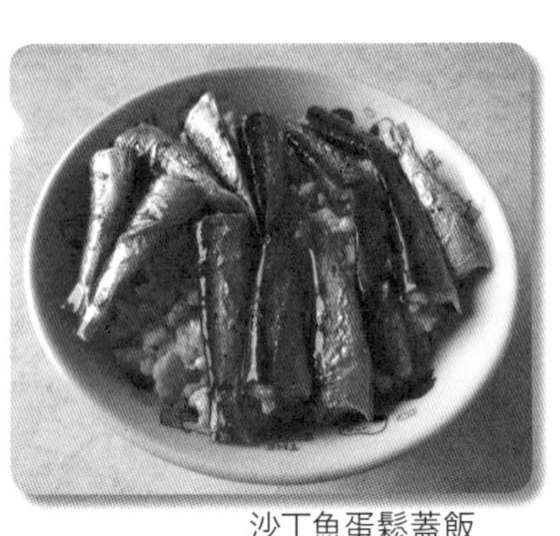
沙丁魚蛋鬆蓋飯

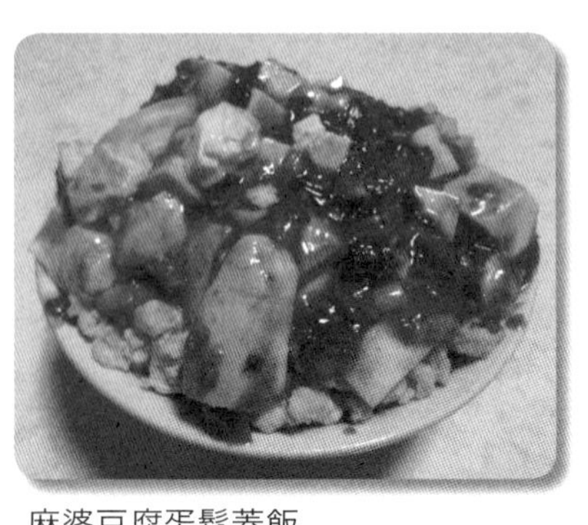
麻婆豆腐蛋鬆蓋飯

作營養素來利用，而且現在普遍認為酮體是比醣分更適合大腦的營養素。

附帶一提，只能從醣分獲得營養的組織是紅血球，但是紅血球需要的醣分不必特地從食物中攝取也沒關係，因為身體會利用「糖質新生」這種機制把蛋白質等的營養素轉化成醣分。

公開！我的限醣飲食生活

在這裡，我要來介紹一下我現在的飲食生活。

現在我基本上一天只吃一餐。早上我只

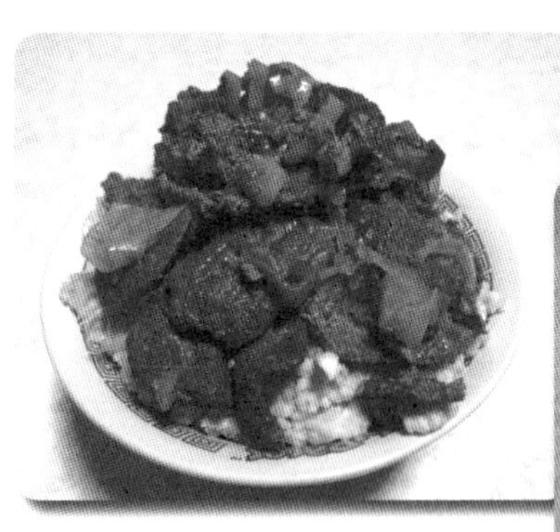

牛肉青蔥蛋鬆蓋飯

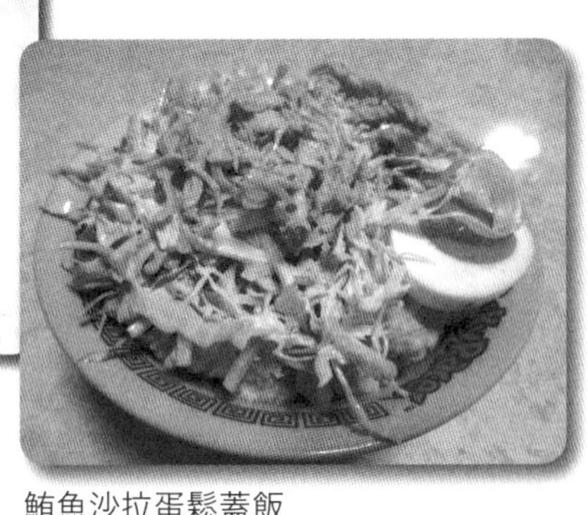

鮪魚沙拉蛋鬆蓋飯

會喝茶、開水或咖啡，中午什麼都不吃，這個習慣讓我省下了很多時間，下午也不會有吃飽後想睡覺的感覺，所以我每天工作起來都非常有效率。

相對地，我會把一整天的食物份量集中到晚餐時間來吃。

我可以輕鬆吃掉二～三人份我最喜歡的壽喜燒（湯汁裡面不加砂糖），而且我吃蛋都是一次吃十顆左右。

附帶一提，我完全不在意熱量的問題。只要實踐限醣飲食的生活，讓身體需要的營養素充足，就不用去在意熱量了。

■一天一餐，吃到滿足為止

雖然我們常說「飯吃八分飽」，但是要有某種程度的飽足感，才能讓飲食療法長期持續下去。

請每天滿足一次自己的食慾吧。大多數的人都是因為忍受不了控制食慾時伴隨而來的壓力才會暴飲暴食。

就算吃到肚子很撐，只要沒有攝取到醣分就不會變胖。而且，蛋、肉類和魚類這些以蛋白質和脂肪為中心的食物跟碳水化合物不一樣，並不是一次就可以大量吃進肚子裡的食物。

攝取蛋白質之後，小腸會分泌「GLP—1」和「多肽YY」這兩種消化道激素，能刺激大腦的飽食中樞。攝取脂肪之後，小腸則會分泌一種叫作「GIP」的激素，這種激素的功能是抑制胃的蠕動運動，能讓身體感覺到飽足感。

■享受空腹感

通常大家都會認為「空腹感＝對身體不好」，但其實空腹完全不會對身體造成任何不好的影響。

雖然疼痛是警告訊號，會把危害身體的情況告訴我們，但是空腹感跟疼痛不一樣，並不是危險的訊號。

每次當感覺到「肚子餓了」的時候，請立刻在心裡想著「現在脂肪正在燃燒」，並且開始進行這種享受空腹感的「**意識轉換**」吧。

PART 5

精準回答！
膝蓋痛 Q&A

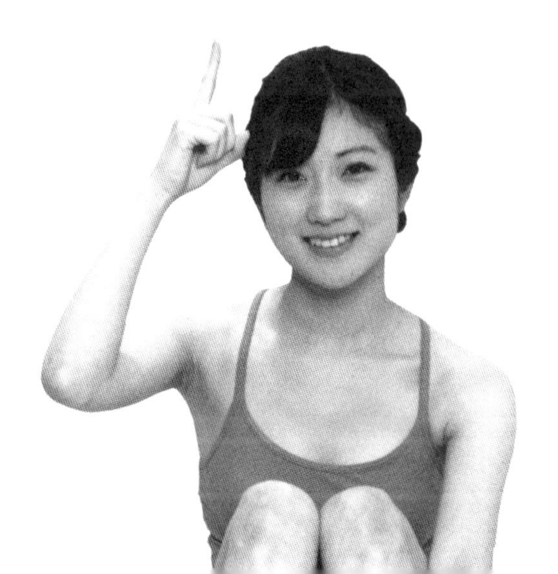

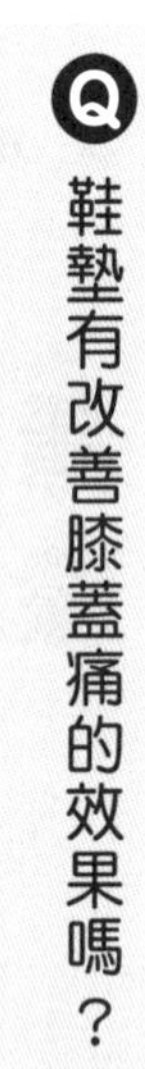

Q 鞋墊有改善膝蓋痛的效果嗎？

A 鞋墊對於因為O型腿，讓膝蓋內側產生疼痛的「內側型」膝蓋痛，以及因為X型腿，讓膝蓋外側產生疼痛的「外側型」膝蓋痛都有效果。

治療準則當中也有提到，鞋墊可以緩和疼痛，並且讓步行的動作獲得改善（推薦度76％）。

但「內側型」膝蓋痛和「外側型」膝蓋痛的鞋墊製作方法不一樣，請多加注意。

O型腿的人，身體的重量會集中在膝蓋的內側，因此內側的軟骨會逐漸磨損，產生疼痛。腳底的重心則是放在外側，跟膝蓋相反。鞋墊的目的就是把這些偏移的重心矯正回來，減少膝蓋內側承受的負擔。

因此，針對內側型的膝蓋痛，我們會使用外側較高的外側楔型鞋墊來矯正O型腿。

O型腿

從腳跟看的雙腳圖

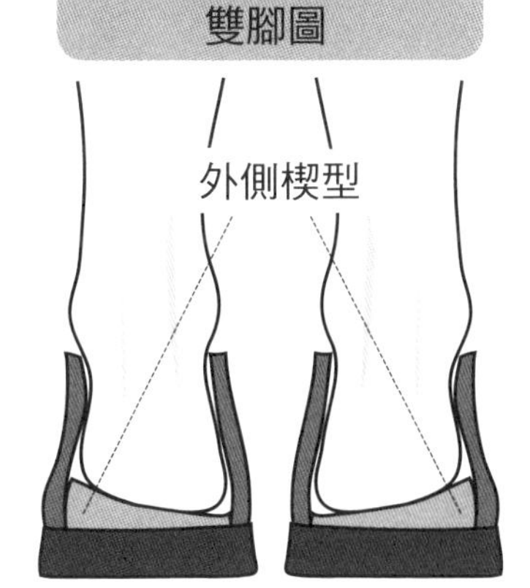

鞋墊的外側增高

相反地，X型腿的人，身體的重量會集中在膝蓋的外側，因此外側的軟骨會逐漸磨損，產生疼痛。腳底的重心則是放在內側，跟膝蓋相反。鞋墊可以把這些偏移的重心矯正回來，減少膝蓋外側承受的負擔。

因此，針對外側型的膝蓋痛，我們會使用內側較高的內側楔型鞋墊來矯正

X型腿。

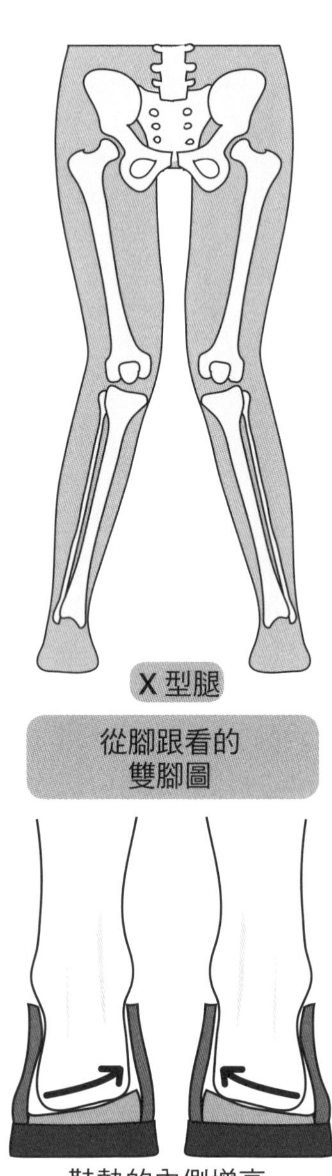

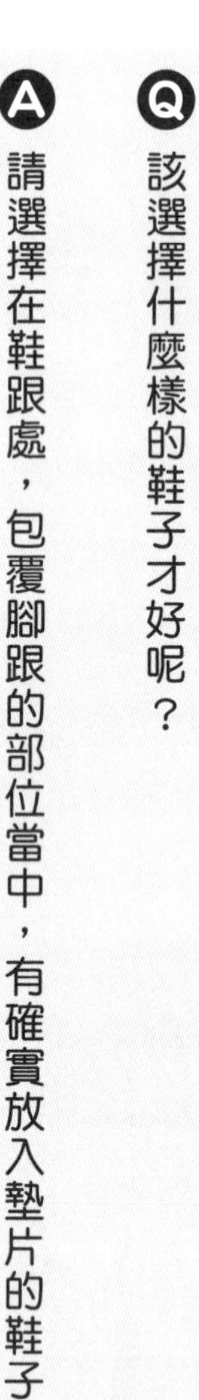

挑選鞋子的方法就是用手指捏捏看鞋跟的部分。如果手指一捏就立刻凹下

去，代表這雙鞋子無法支撐腳跟，所以請選擇腳跟包覆部位硬到用手指捏也不會變形的鞋子。

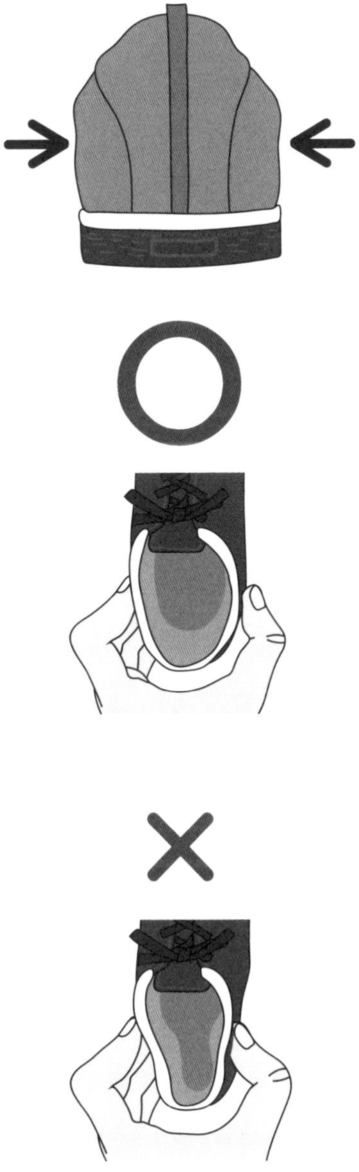

雖然O型腿的人會把重心放在腳底的外側（小趾側），但如果雙腳無法承受重心的偏移，脛骨後肌這條肌肉就會受傷並且變長，造成功能缺失，這樣一來腳跟就會往內側傾斜，變成「外翻扁平足」。

在這種狀態下如果使用外側楔型鞋墊，外翻扁平足只會變得更嚴重，雙腳也會產生疼痛。在這種時候，首先應該要換一雙有堅固包覆腳跟的鞋子，在鞋子裡面放入有做出內側縱弓的鞋墊來矯正外翻扁平足，接著在上面加入外側楔型的墊子，這樣就可以同時矯正O型腿的重心偏移。

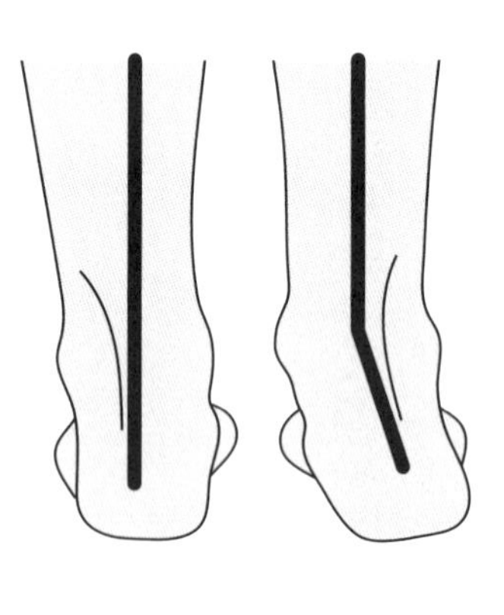

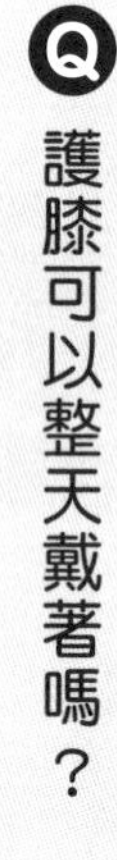

Q 護膝可以整天戴著嗎？

A 基本上，只要感覺舒服，整天都戴著也沒關係。

雖然有些人會擔心「一直戴著護膝的話，肌肉的力量不會變弱嗎？」但其實這種擔心完全是多餘的，因為我從來沒有看過類似的研究資料。此外，沒有伴隨O型腿或X型腿的膝蓋痛，以及疼痛位置不固定的膝蓋痛，都不需要製作護膝。

治療準則當中也有提到，針對可以看到內翻或外翻情形的膝蓋痛，用來矯正變形的硬式膝蓋護具可以緩和疼痛、改善穩定度和預防跌倒（推薦度76％）。

硬式膝蓋護具

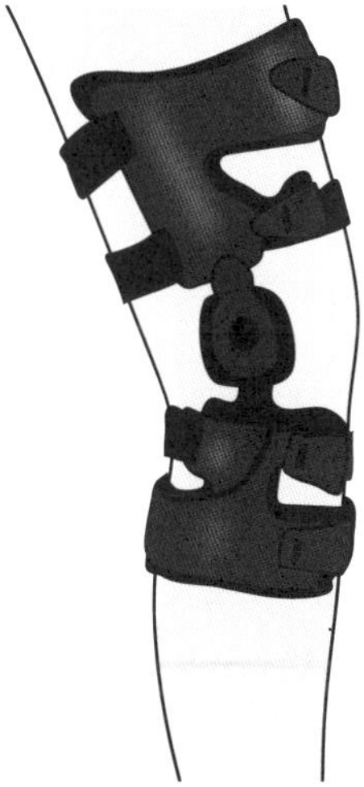

軟式膝蓋護具

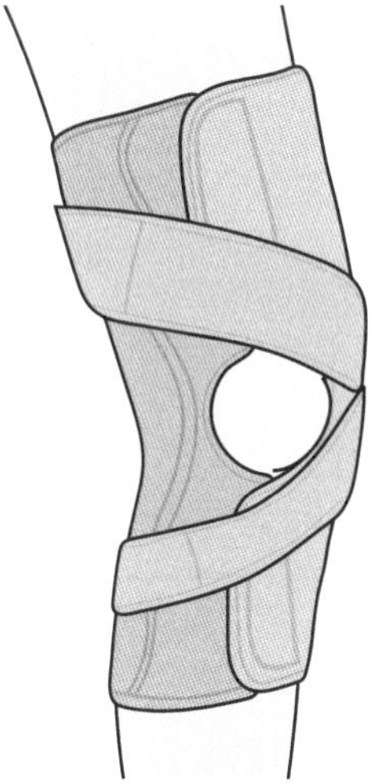

但是，因為大小和重量的關係，似乎很多人都無法長期持續穿戴硬式護具。雖然軟式護具因為又薄又輕所以容易穿戴，但是效果還沒有獲得明確的證實。不論是哪一種，我認為只要戴上去覺得舒服，這個護具就有穿戴的價值。

Q 冷敷膝蓋和熱敷膝蓋，哪一個比較好呢？

A 只要感到舒服，不論是熱敷還是冷敷都沒關係。

一般來說，大家都認為正確的做法是腫脹發熱的時候要冷敷，腫脹發熱的症狀消退之後要熱敷。但不論是哪一種方法，其實都無法從根本解決疼痛的問題，所以請把冷敷和熱敷想成是暫時緩解疼痛的治療方法。

溫熱療法包含熱敷、透熱治療（diathermy）和溫水浴等等，冷卻療法則是有冰塊按摩法。

在治療準則當中，溫熱療法因為治療效果不明確，所以推薦度比鞋墊和護膝還要低（推薦度64％）。

Q 膝蓋痛的時候，做體操沒關係嗎？

A 如果是可以改善膝蓋痛的體操，就算正在痛也請繼續做。

倒不如說，在感到疼痛的時候，更應該要做一些適當的體操來改善疼痛。

如果疼痛變嚴重，代表這個體操不適合自己，必須換成其他的體操。如果任何動作都無法改善疼痛，則是需要先暫時安靜休養。

另外，關節軟骨型膝蓋痛的原因在於軟骨磨損，所以疼痛不會立即改善。就算有感覺到疼痛，也請在心裡期待著疼痛會慢慢改善，同時繼續做搖晃體操。

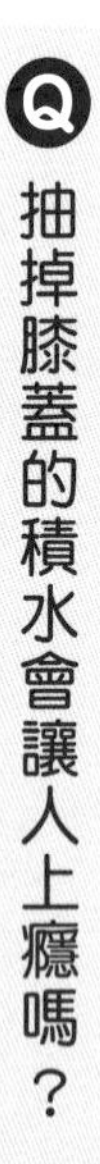

Q 抽掉膝蓋的積水會讓人上癮嗎？

A 把膝蓋的積水抽掉，並不會讓人上癮。

但是，只有把積水抽掉的話，發炎的原因並不會消失，所以過了一段時間之後膝蓋又會再度積水。我認為就是因為這樣，所以才會有很多人覺得抽掉積水會導致上癮。

在我的診所中，只有水分大量堆積到膝蓋很難彎曲伸直時，才會幫患者抽水，之後還必須利用膝蓋護具和體操來做治療，才能從根本改善膝蓋的發炎症狀。

請把抽水的頻率縮減到最低限度，多做改善膝蓋功能的體操，並且認真接受生活習慣指導和護具穿戴等治療，這樣的話膝蓋就不會再積水了。

Q 我的膝蓋平常有在打針，開始做體操之後繼續打針會比較好嗎？

A 如果打針可以減輕疼痛的話，那麼繼續下去也沒關係。

因為打針可能會有感染的副作用，所以如果感覺起來沒什麼效果的話，我認為應該要立刻停止比較好。

關節內注射所使用的藥劑大致上可分成兩種。

第一種是類固醇注射。把類固醇注射到關節裡面，可以讓疼痛減輕一段時間，但是長期的效果並不明顯。因為類固醇會帶來感染和軟骨萎縮等的副作用，所以治療準則也不推薦頻繁的注射類固醇（推薦度78％）。

另外一種是玻尿酸注射。雖然有報告指出，把原本就是關節液成分的玻尿酸，注射到關節裡後，疼痛就減輕了，但是這不代表玻尿酸一定能夠預防軟骨磨損。雖然在治療準則當中的推薦度比類固醇注射還要低（推薦度64%），不過在日本有些人會定期接受玻尿酸注射。

Q 我應該要鍛鍊肌肉嗎？

A 在鍛鍊肌肉之前，請以消除膝蓋痛的治療為優先。

治療準則推薦患者要多做有氧運動和股四頭肌（大腿前的大肌肉）的肌肉訓練（推薦度96%），很多跟膝蓋有關的書籍當中也寫著「膝蓋的肌力強化很重要」。但是也有研究指出，運動療法的強弱並不會讓膝蓋痛的改善情況出現顯著的差異，所以並不是只要把肌肉鍛鍊得越強壯，就越能夠消除膝蓋痛，事情沒這麼簡單。而且，在膝蓋很痛的時候勉強做深蹲、跑步或重量訓練，反而有可能會讓疼痛更加嚴重。如果想要加強膝蓋周圍的肌力，請等到疼痛消失之後再開始做運動。

經常被拿來當作膝蓋肌肉訓練的「股四頭肌訓練」當中，除了鍛鍊肌肉的動作，同時也包含了膝關節的伸展運動。因此，雖然看起來好像是肌肉訓練改善了膝蓋的疼痛，但其實很難判斷到底是肌肉訓練，還是關節運動對膝蓋痛有改善的效果。

關節疼痛的時候會發生肌力減弱的現象，稱為「關節性肌肉抑制」，當膝關節感到疼痛的時候，膝蓋就會無法順利地使出力氣。相反地，只要在矯正膝關節的關節囊扭曲和髕骨股骨關節的動作之後，膝關節的疼痛就能獲得改善，就算沒有特別做肌肉訓練，肌力也會自然逐漸增強。

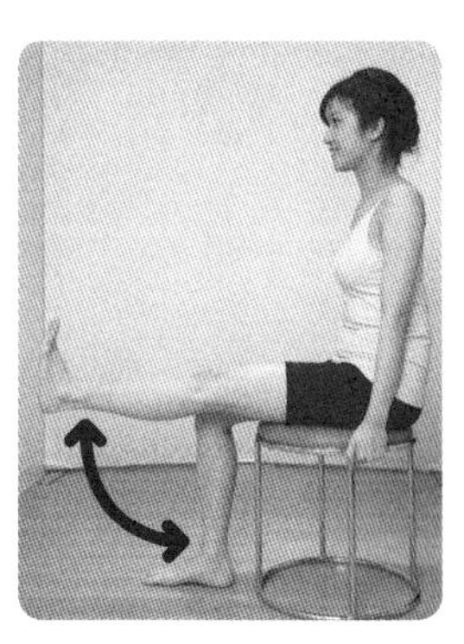

Q 我應該要吃營養品嗎？

A 不需要勉強自己吃營養品，不過葡萄糖胺、軟骨素和第二型膠原蛋白是維持關節功能不可或缺的成分。

上述的成分都有被製作成緩和關節疼痛的營養品在市面上販賣。大家做了各式各樣關於營養品的研究，結果卻是有的研究顯示營養品有效果，有的研究卻顯示營養品沒有效果，所以結論是「目前還不確定有沒有明確的效果」。

因此，各位並不需要勉強自己吃營養品。而且，因為蛋白質會成為上述那些成分的原料，所以在吃飯的時候充分攝取蛋白質比吃營養品更重要。另外，讓膠原蛋白劣化的原因，來自於血糖上升之後產生的ＡＧＥ，所以藉著實踐限醣飲食，來控制讓血糖值上升的醣分攝取量才是最重要的。

Q 我的膝關節只要一活動就會發出聲音，這樣沒問題嗎？

A 只要沒有感覺到疼痛，就不需要擔心。

有些人的膝關節在彎曲伸直的時候會發出「叩叩」或「喀啦喀啦」的聲音。原因有可能是受損的半月板被股骨和脛骨夾到，或者是磨損的髕骨股骨關節互相摩擦發出的聲音。如果聲音大到連其他人都聽得到，也有可能是溶在關節液裡的氮發生氣化的「空蝕現象」。

不論是哪一種情況，如果聲音沒有伴隨疼痛的話，就不需要擔心。只要多做體操來矯正關節的動作，聲音就會慢慢消失。

PART 6

靠著疼痛引導體操，重新找回人生的人們

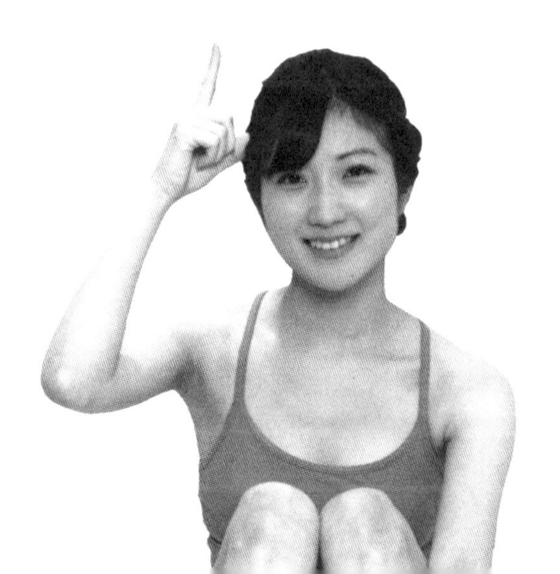

E・S先生／94歲／男性

「動作很簡單而且隨時隨地都能做，這就是疼痛引導體操的優點。」

以前我有長年的腰痛問題，起身和坐下的時候都會痛到令人受不了。雖然在綜合醫院持續做了三年的復健，但是腰痛一直沒有改善，讓我覺得很困擾。而且腰痛都還沒好，膝蓋又跟著痛了起來，腰部和膝蓋的雙重疼痛讓我連出門的動力都沒有了。

就在這個時候，我在電視上看到了銅冶醫生。跟我一樣有腰痛問題的女兒自從讓銅冶醫生看診之後就推薦我也去看，而且銅冶醫生的御茶水整形外科就在我家附近，所以我決定去讓銅冶醫生治療看看。

一開始醫生先讓我照了X光，並且花了大約一個小時來教我做疼痛引導體操。醫生給我的體操說明書還有附插圖，我在家裡每天早晚都會各做10分鐘的體操。

後來，膝蓋的疼痛漸漸地消失了，走起路來也不會像以前那麼辛苦。這些效果出現之後，身邊的人都說我連姿勢也變得更端正了。

疼痛引導體操的優點是每一個動作都很簡單也很快速，所以隨時隨地都能做。在日常生活當中，我一定會注意的就是不要讓自己跌倒。在家裡我都會抓著扶手，外出的時候則是會使用枴杖。

我真的很感謝銅治醫生教我做疼痛引導體操，這個是真正有效果的體操。在診所做復健的過程中，我也很感謝醫生經常會來鼓勵我，幫我加油打氣，甚至連我在家裡做體操的時候也彷彿會聽到醫生的聲音。為了自己也為了醫生，我想要更加努力，以完全根治為目標。

我真的只有實踐銅治醫生教我的各種方法而已。所以，請各位讀者也要相信這本書，每天持續認真地做體操，一定也可以實際感受到效果。

E先生的右膝髕骨股骨關節

初診時的X光照片

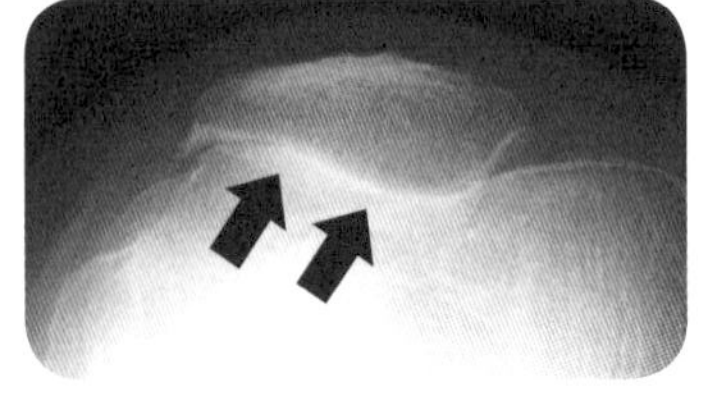

髕骨和股骨之間的
空隙消失

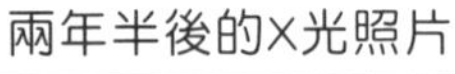

兩年半後的X光照片

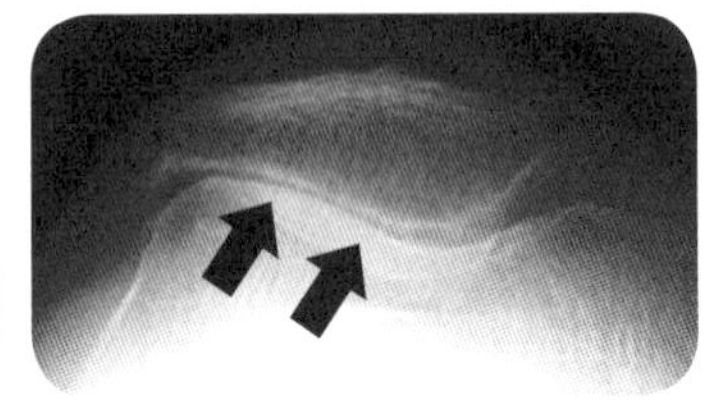

髕骨和股骨之間的
空隙再度出現

E先生的左膝正面（站立）

初診時的X光照片

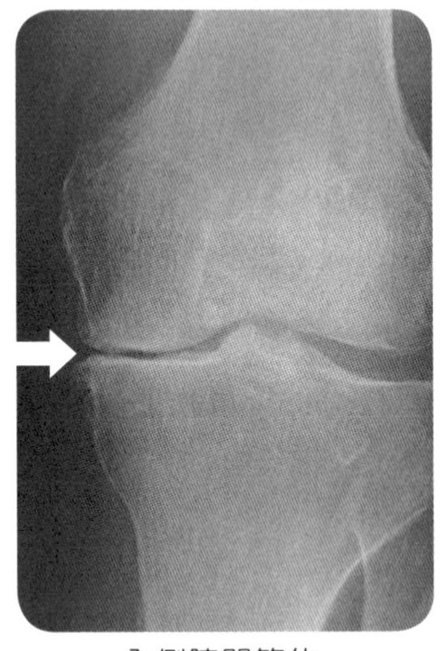

內側膝關節的
骨頭和骨頭之間
空隙變窄

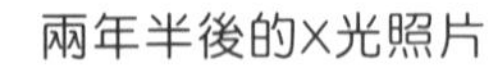

兩年半後的X光照片

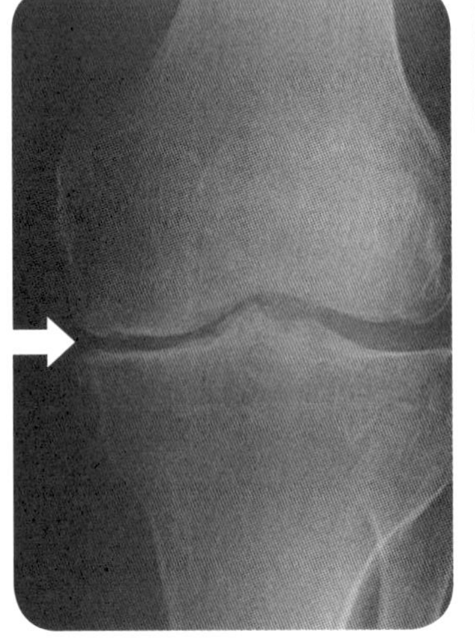

內側膝關節的
骨頭和骨頭之間
空隙變寬

K・H女士／81歲／女性

「我又可以開始旅行了。把逐漸能夠做到的事情紀錄下來，是持之以恆的訣竅。」

大概因為我在家裡做生意的時候，都是用O型腿的姿勢站著工作吧，30年前，在年紀過了50歲之後，我的下半身開始變得衰弱，當時最大的煩惱就是經常會閃到腰。接近70歲時，原本一個月會閃到腰一次，變成一週會發生一次，因為超過我能忍耐的極限而去看醫生，被診斷出是坐骨神經痛。

75歲的某一天，我出外辦事要回家的時候，從計程車下來的瞬間，左邊的膝蓋突然傳來一陣劇痛。那天因為是星期六，所以醫院的掛號名額全部都滿了，到了星期一我要出發去醫院的時候，左膝已經整個都腫了起來。到了醫院後醫生立刻幫我把積水抽掉，並且讓我拿了止痛的類固醇藥物回家。可是，過了一週，類固醇的藥效就退了，我的膝蓋又開始越來越痛。雖然我有定期去看疼痛門診，但是症狀完全沒有改善。

這時候，有在銅治醫生的診所定期看診的朋友跟我推薦了銅治醫生，當時的我抱著最後一絲希望，決定去讓銅治醫生治療看看。在診所照了X光和MRI之後，被診斷為「特發性股骨頭壞死」。就在我想著「啊啊，只能動手術了嗎……」的時候，醫生建議我做的事情卻不是手術而是體操。我跟醫生學了大約六種體操，在家裡每天早上都做體操30分鐘，過了一週之後，我發現膝蓋的鈍痛很明顯地減輕了。

「原來如此，不用依靠藥物或手術，我自己就可以把疼痛治好。」當時的我才終於理解到患者脫離被動的身分，主動治療自己的重要性。雖然我只要做體操30分鐘就會汗流浹背，不過相對地在短期內就可以實際感受到效果，所以反而讓我更有幹勁了。

體操的說明書有附插圖，做起來非常順利。在每天使用網球開心做體操的過程當中，疼痛已經改善到讓我都快要忘了我有膝蓋痛，而且走起路來也變得非常輕鬆。以前不能離手的枴杖現在已經不用再拿了，姿勢也變得更加端正，我認為我的膝蓋痛可以說是幾乎已經根治了。

症狀好轉之後，我又重新開始了之前不得不放棄的旅行和看戲的嗜好。不只是京都和金澤這些國內的觀光景點，我連去法國和西班牙等海外的國家都沒有碰到任何障礙，真的是太幸福了。現在我也一定會定期去附近的游泳池健走。

飲食方面，我份量不會吃太多，而且都是吃自己喜歡的食物。現在我的目標是要把坐骨神經痛完全治好。疼痛引導體操讓我的膝蓋痛大幅改善之後，我覺得我明白了「不放棄，總之先做做看，然後堅持做下去」的重要性。讓我能夠堅持下去的訣竅，是測量自己健走的距離等，把這些自己逐漸能夠做到的事情，一件一件紀錄下來，就是給我自己最好的鼓勵。

K女士的左邊膝蓋

初診時的MRI照片

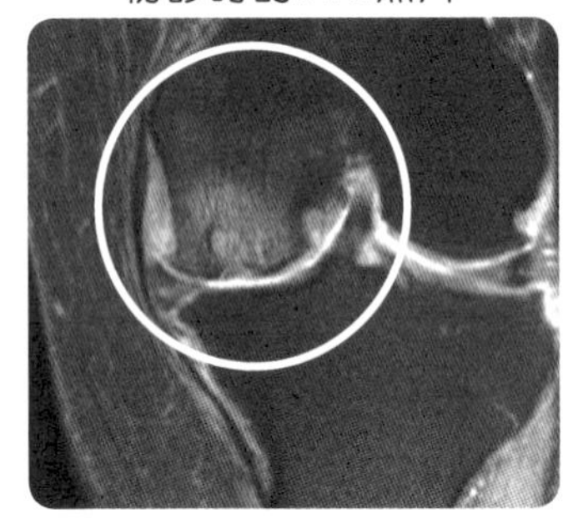

股骨內髁整個大範圍變白，骨壞死區域的周圍正在發炎。

K女士的左膝正面（站立）

初診時的X光照片

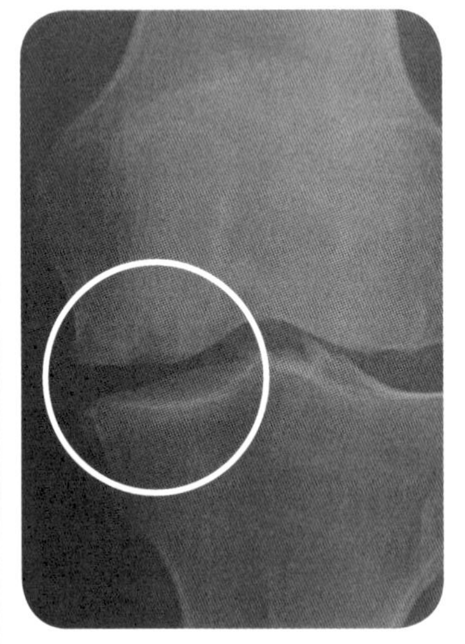

股骨內髁變黑，
發生骨壞死。

七個月後的X光照片

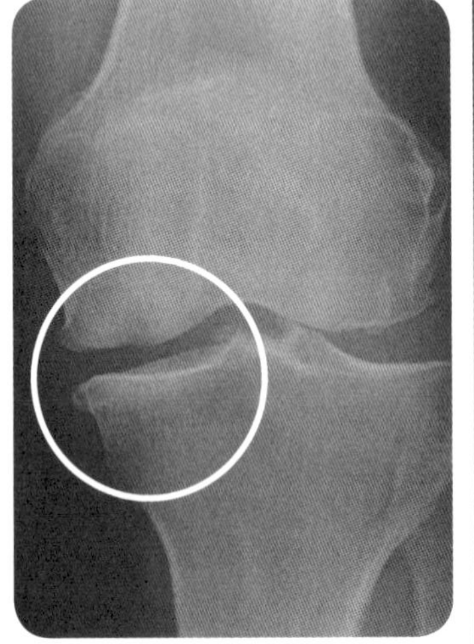

股骨內髁骨壞死
的周圍變白，
骨骼開始生長。

O・S女士／72歲／女性

「以前的疼痛程度若是10的話，現在就是1。可以盡情做我想做的事情，這都是疼痛引導體操的功勞。」

膝蓋痛症狀出現的那一天，真的是非常突然。

四年前的五月，我學生時代的朋友去世了，我因故無法參加葬禮，所以過了幾天後就直接去她家裡上香。上香後，我用跪坐的坐姿跟朋友的丈夫聊了一兩個小時，回程我走在銀座街上的途中，兩邊的膝蓋突然傳來了劇烈的疼痛感。

慌張的我當時也沒心情在銀座逛街了，我一邊搓著疼痛的膝蓋一邊趕回家，隔天立刻跑去附近的整形外科看診。照了X光之後，醫生說我的左邊膝蓋得了退化性膝關節炎，接著在我的髕骨周圍注射了玻尿酸。之後我每週都會去接受玻尿酸注射，而且持續了半年，但是疼痛完全沒有減輕。

因為這樣，我連平常要去二樓的陽台曬衣服也變得很辛苦。我跟丈夫外出的時候，比較重的東西全部都必須讓丈夫拿。

我會知道銅冶醫生，都是我住在東京的女兒的功勞。我女兒因為腰痛而去找銅冶醫生看診，然後發現效果還不錯，而且她還跟我說「這位醫生常常出現在電視上，很有名喔」！所以我決定去讓銅冶醫生治療看看。我跟醫生說了到目前為止發生的事情之後，醫生對我說「先做做看復健吧」。因為醫生的態度很溫和，而且完全沒有擺出高姿態，所以我很自然就聽從了醫生的指示。

我的情況是腰部往後仰就可以緩和膝蓋的疼痛，所以我那一天主要做的體操就是雙手貼在牆壁上讓腰部往後仰，同時伸直膝蓋的體操。做完之後，效果在當天就出現了。我原本在去診所的路上，每一步都走得很辛苦，用盡全力才終於到達診所，但是在回程的時候，走起路來卻輕鬆到讓我嚇了一跳。

我在遇到醫生前的膝蓋疼痛程度如果是10的話，現在可以說只剩下「1」

了。治療的結果，原本只能走幾分鐘的距離延長到了4公里，過馬路時無法趕在綠燈的時間內走完的大路口，現在也都可以輕鬆地走過去，而且晚上睡覺的時候也開始會翻身了，好事情可說是接連不斷。我認為這些都要歸功於我每天花五分鐘，做三套這個不需要機械，而且隨時隨地都能在短時間內做完的疼痛引導體操。

現在我一週要工作三天，一天要站立三個小時，不過我的膝蓋完全沒有任何問題。另外，開始做體操之後，我早餐都喝自己打的果汁，中午一定吃飽，晚上則是稍微吃少一點，開始進行這種稍微減少攝取醣分的飲食生活之後，我成功減掉了10公斤體重，我認為減少了膝蓋的負擔也是我能恢復得這麼順利的原因之一。

接下來我有很多想要做的事情，例如爬山和夜間健走。現在依靠注射和藥物治療已經無法改善症狀的人，我建議你一定要試試看這套簡單的體操。「先直接試著做做看」就是通往改善的捷徑，我現在又再次體會到了這個道理。

O女士的左右膝髕骨股骨關節

初診時的X光照片

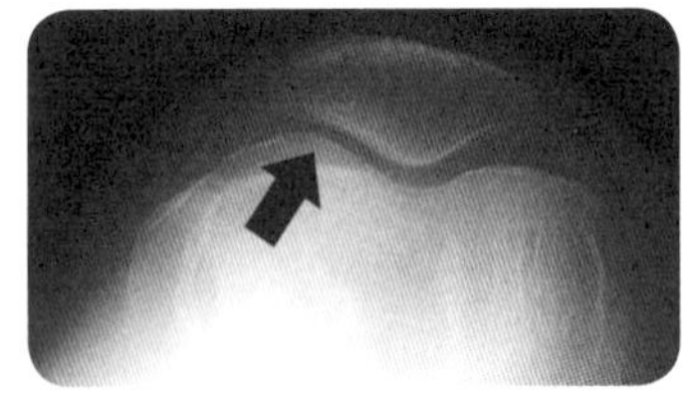

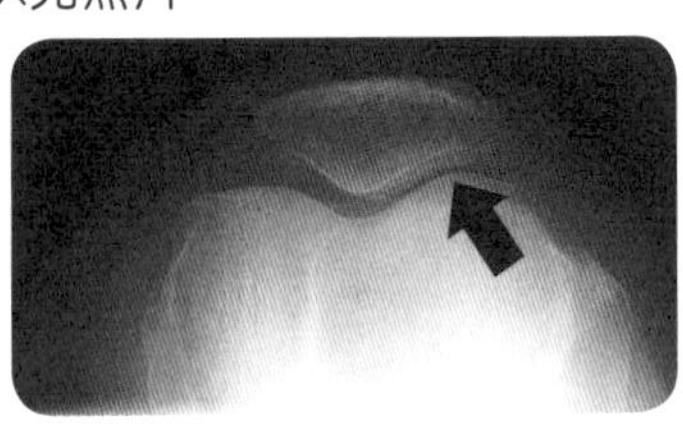

髕骨和股骨之間的
空隙變得狹窄

O女士的左右膝蓋正面（站立）

初診時的X光照片

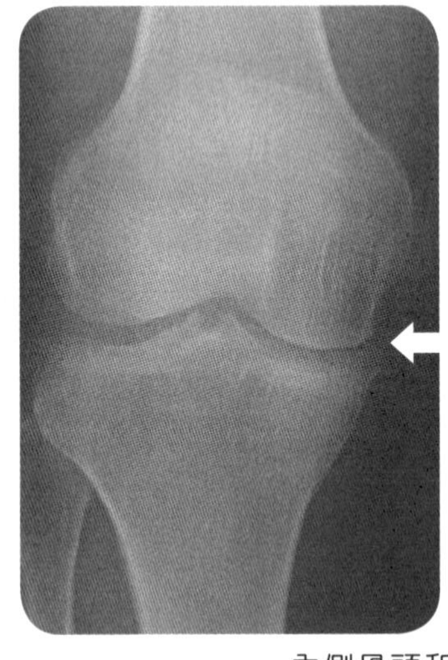

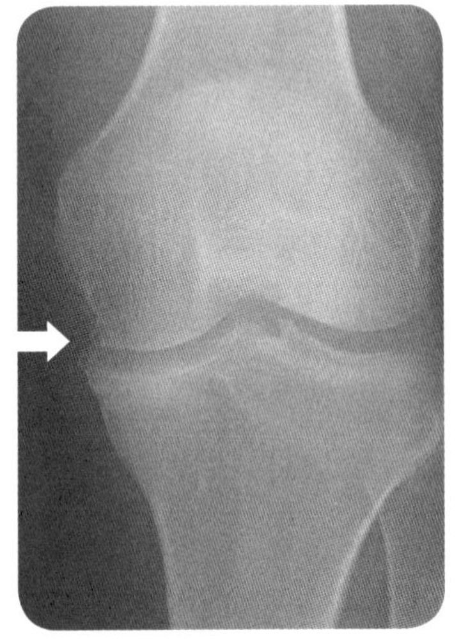

內側骨頭和骨頭之間的
空隙變得狹窄，
軟骨受到磨損減少。

T・M先生／72歲／男性

「我原本已經有了坐輪椅的覺悟，沒想到骨壞死卻奇蹟般康復了。對膝蓋而言，體操就是最有效的治療藥。」

過了50歲之後，我在下樓梯的過程中，有時候膝蓋會突然傳來一陣刺痛感。因為一年只會發生幾次，所以我也不怎麼在意，但是四年前的某一天，我突然沒辦法從盤腿坐的姿勢站起來，而且在走路的時候，還會感覺到雙腿有種很像發生痙攣時的沉重無力感。

決定性的瞬間發生在三年前的四月。我在參加工作的面談時，擺出跪坐姿勢的那一瞬間，右邊膝蓋突然傳來了一陣劇痛。隔天整個右膝都腫了起來，第三天膝蓋甚至腫成了平常的兩倍大，已經大到從上方看不到腳趾的狀態了。疼痛讓我沒辦法穿上工作時必須穿的鞋子，當然就連走路都困難重重……。我坐上了計程車，好不容易才到達整形外科，拍了X光片之後，我被診斷出罹患了「退化性膝關節炎」，醫生立刻幫我把膝蓋髕骨內的積水抽掉，當時我痛到當場慘叫了出來。之後我每週會去一次那間醫院接受30分鐘的按摩治療，雖然剛按摩完有變得比較舒服，但是回到家以後又會開始痛了。這樣的生活持續了大約有半年時間。

某次聽到在那間醫院固定做了三年治療的人說「症狀跟三年前比起來沒什麼改變」，讓我焦慮到坐立難安，趕快請人介紹有復健設備的醫院給我，而對方介紹的就是銅治醫生的診所。

已經對自己的膝蓋呈現半放棄的我，一見到醫生就立刻開口詢問關於人工關節的問題，但是醫生的回答卻是「比起動手術，還是利用復健來治療比較好。」照了X光和MRI之後，醫生說我的兩邊膝蓋都出現了骨壞死（膝蓋周圍的血管阻塞造成的功能缺失）的情況，我才驚覺到「這事情相當嚴重」，所以我每天早、中、晚，都拼命地做醫生教我的五種膝蓋運動，例如坐在椅子上彎腰，還有單腳放在椅子上把體重往前壓等等，每個運動10次一組，總共做五組，合計做50分鐘。

結果，開始做體操半個月之後，右邊膝蓋的疼痛減輕了一半，一個月後疼痛減輕了七成，半年後減緩了八成。過了大約一年之後的現在，跪坐和翻身就不用說了，連原本光是看到都害怕的樓梯，我也可以輕鬆地爬上爬下。而且膝蓋症狀獲得改善之後，連腰痛都跟著消失了。

最讓我驚訝的是，最近拍攝的MRI照片顯示，我骨頭壞死的面積明顯地縮小了。銅治醫生也跟我說這是非常罕見的案例。我突然感受到，在日常生活中不要給自己設限，反而能過著沒有壓力的生活。現在雖然有時候還是會痛，但只要我持續做體操，我就有自信能夠保持良好的狀態。我有一些朋友平常會抱怨腰或腿的問題，一問起來才發現，他們每個人都只有接受注射、藥物或按摩這些被動的治療而已。我認為關節和腸胃不一樣，對關節而言，體操才是最有效的藥。曾經有心理準備要坐輪椅的我，現在連心情也變得開朗了。我真的很感謝銅治醫生。

T先生的右膝正面（站立）

初診時的X光照片

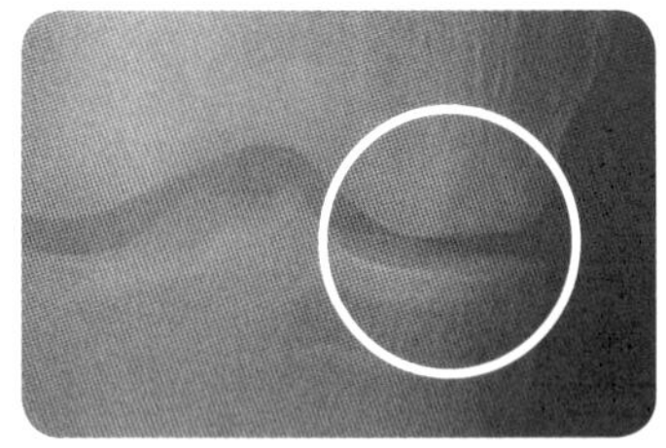

股骨內髁變黑，
發生骨壞死。

三年後的X光照片

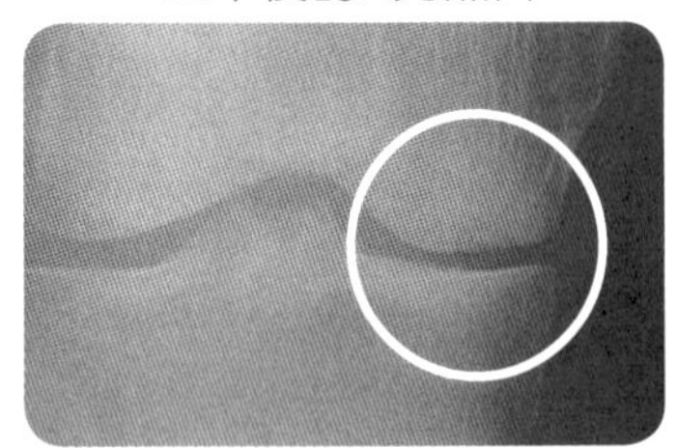

股骨內髁骨壞死的範圍
縮小了。

T先生的右邊膝蓋

初診時的MRI照片

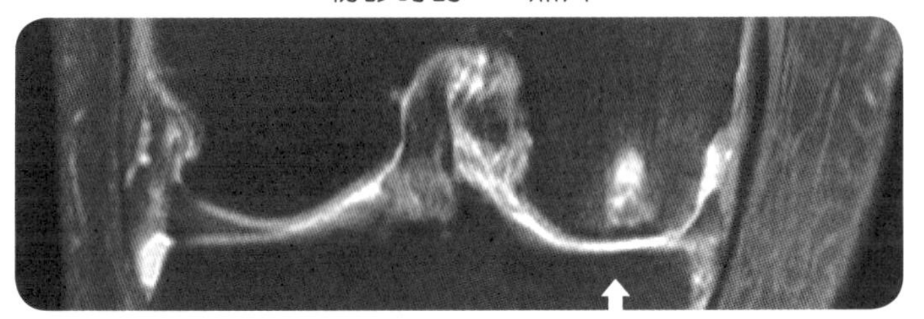

股骨內髁出現白色的部分，發生骨壞死。

三年後的MRI照片

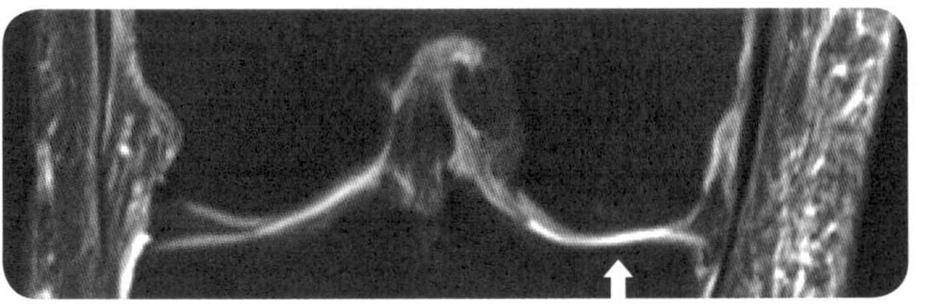

股骨內髁白色的部分縮小，骨骼正在重新再生。

後記

我會成為醫生並且選擇整形外科，都是因為「疼痛」的關係。

我家是醫師家族，我的祖父是外科醫生，父親是內科醫生，但是我小時候並沒有特別想要當醫生。我反而很憧憬昆蟲學者或動物學者的工作，當時我很喜歡跟家裡養的狗或鴨子待在一起，也很喜歡把獨角仙和鍬形蟲從幼蟲養到成蟲。

高中一年級的時候，我的母親開始會抱怨從脖子到手都有疼痛和麻痺的情況。她有定期去看醫生和吃藥，也做過電療，但是症狀完全沒有好轉。雖然還有去做過針灸，不過改善的效果都只是暫時性而已。

現在回想起來，母親應該是罹患了典型的「頸椎神經根病變」。這樣的症狀持續了大約一年，然後不知不覺就自動痊癒了。最後，不但找不出原因，連治療方法也沒人知道，這個經驗讓我深深覺得「人類的身體真是不可思議」，然後我對動物的興趣就漸漸地轉移到人類身上了。

我會進入整形外科，則是因為我自己的疼痛。

在我20歲，還在念醫學大學的時候，某天喝醉後開始胡鬧，跳過了路肩的護欄，雖然在著地時扭到了腰，不過當下完全不會痛。可是到了隔天早上，我卻因為強烈的腰痛而沒辦法從床上起來。

我去大學醫院的整形外科看診之後，得到的是：

「看X光片並沒有發現異常，總之先開個止痛藥給你。」

這種千篇一律的回答。

雖然嚴重的腰痛經過大約一週就消失了，但是在那之後我每年都會被類似閃到腰的症狀折磨個一、兩次。我經歷到的這個疼痛，在醫學上也是原因不明。再度碰上「疼痛之謎」的我，下定決心「一定要克服這個疼痛」，於是我選擇了整形外科。

當上醫生之後的十年，為了成為能獨當一面的外科醫生，我過著整天都在幫患者動手術的生活。當時的我認為，多做一點手術來累積經驗是很值得做的事情。這個時期的經驗，對後來必須在保守治療和手術之間做判斷，以及運動療法指導時一些細微調整上都很有幫助。

外科醫生的修行累積到某個程度之後，大部分的醫生就會開始決定自己的專業領域，然後會為了在專業領域當中更加專精，而進入研究所開始做研究。

我選擇的研究主題就是「疼痛之謎」，這是我當醫生的契機，也是讓我選擇整形外科的關鍵。原先我充滿了幹勁，想著自己終於可以全心投入一直以來都很想做的事情中了，但是現實並沒有想像中這麼美好。「85%的腰痛都是原因不明」，就像這句話所說的一樣，關於疼痛的很多疑問都沒有答案，所以我一直無法做出一項能夠切中核心的研究。

可是，研究所的在學研究生必須把研究成果統整起來，投稿到學會誌當作學位論文，不然就不能畢業。我想辦法做了一些看起來跟疼痛有關的實驗來當作論文的內容，但總是不停地嘗到「離解開疼痛之謎還非常遙遠」的挫折感。結果，我還是沒辦法解開疼痛的謎團。

思考到最後，我想到的是「腰和膝蓋都是『運動器官』」這件事情。我認為「運動器官就是以運動、活動為主要功能的器官，所以把運動方法和治療結合在一起的運動療法應該很合理」。所以我選擇了幾乎沒有整形外科醫生會選的「復健」來當作我的專門領域。

雖然運動療法的效果眾說紛紜，但在我用自己的身體嘗試了各式各樣的手法，並且根據患者的症狀，持續尋找有效方法的過程之後，我很確信針對疼痛的運動療法是有效果的。

然後，為了實踐我心中理想的醫療模式，我在東京御茶水開設了一間診所。診所開張之後曾經有一段時間，雖然運動療法在治療腰椎和頸椎的疼痛方面，有展現出某種程度的效果，但是膝蓋和股關節的疼痛卻讓我苦戰了好久。

尤其是膝關節，每個患者的變形程度都不一樣，而且還有人因為關節攣縮太嚴重，就算想做復健也幾乎動不了。

因此，我認為只靠以前的運動療法是不夠的，所以我又追加了搖晃體操還有髕骨與肌肉的體操，慢慢地建構出了一套膝蓋的復健體系。到最後我研發出來的就是「疼痛引導體操」。

當感覺到膝蓋疼痛的時候，就是膝蓋功能發生了某些異常的時候。請不要討厭疼痛，我們應該要把疼痛當成是身體發出來的警告，並且認真地面對它。而且，把疼痛當作線索來尋找適合自己又能改善膝蓋功能的方法，才能夠徹底根治疼痛。

就算膝蓋已經變形，只要還能站起來，就表示身為運動器官的功能仍然還存在著，而且我們也還是有辦法改善這項功能。所以請不要放棄，認真地面對自己的疼痛吧。

只要專心傾聽自己身體所發出來的聲音，最後你一定會得到一個積極正向的答案。

寫於自家廚房的餐桌上

銅治英雄

特別附錄

幫助追蹤疼痛變化
和改善效果的
疼痛改善日記

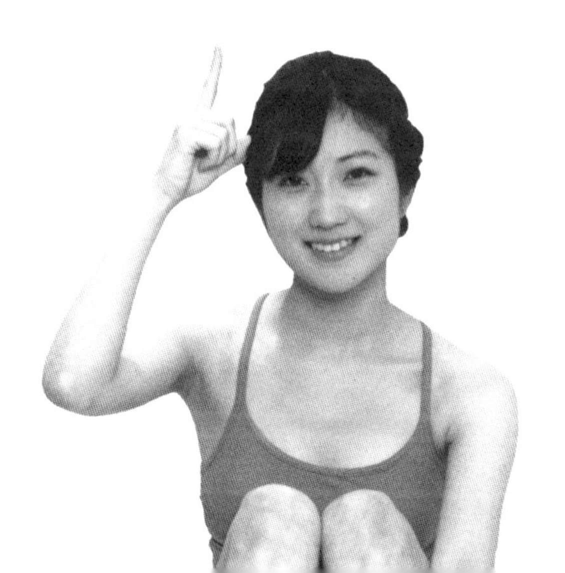

①日期

不只要紀錄疼痛在哪一天增強，還要以星期和月份為單位來追蹤疼痛的變化，會很有幫助。

②疼痛的程度

把疼痛的程度設定為0～10，用11個等級來標示疼痛位在哪個階段。

③做體操的時間和頻率

可以試著比較看看在能夠頻繁做體操的日子，和因為太忙而幾乎無法做體操的日子，兩者之間感受到的疼痛有多大的差異。

④姿勢

就算很忙也一樣可以隨時隨地矯正姿勢，所以這個項目可以幫助我們注意到姿勢的重要性。

⑤注意到的事情

只要發現「怎樣的日常動作會影響疼痛」，就會逐漸明白自己日常生活中應該怎麼做。

整天只注意疼痛並不是一件好事，但隨時都在躲避疼痛也不是最根本的解決方法。疼痛改善日記可以讓各位直接面對疼痛，並且把重點放在改善疼痛的行動上面。所以這不是「疼痛日記」，而是「疼痛改善日記」。

疼痛改善日記　（　　月）　姓名

日期	星期	疼痛的強度 不會痛 ⟷ 極度疼痛 0	1	2	3	4	5	6	7	8	9	#	做體操、搖晃運動的時間 ○：約10次　△：約5次　……：搖晃運動	姿勢 ○/△/×	補充說明 行動、走路、疼痛的情形等等
範例	五				○								6 7 8 9 10 11 12 13 14 15 16 17 18 19 20 21 22 23 ○ ……△ ……○	△	走路一個小時後膝蓋就痛起來
													6 7 8 9 10 11 12 13 14 15 16 17 18 19 20 21 22 23		
													6 7 8 9 10 11 12 13 14 15 16 17 18 19 20 21 22 23		
													6 7 8 9 10 11 12 13 14 15 16 17 18 19 20 21 22 23		
													6 7 8 9 10 11 12 13 14 15 16 17 18 19 20 21 22 23		
													6 7 8 9 10 11 12 13 14 15 16 17 18 19 20 21 22 23		
													6 7 8 9 10 11 12 13 14 15 16 17 18 19 20 21 22 23		
													6 7 8 9 10 11 12 13 14 15 16 17 18 19 20 21 22 23		
													6 7 8 9 10 11 12 13 14 15 16 17 18 19 20 21 22 23		
													6 7 8 9 10 11 12 13 14 15 16 17 18 19 20 21 22 23		
													6 7 8 9 10 11 12 13 14 15 16 17 18 19 20 21 22 23		
													6 7 8 9 10 11 12 13 14 15 16 17 18 19 20 21 22 23		
													6 7 8 9 10 11 12 13 14 15 16 17 18 19 20 21 22 23		
													6 7 8 9 10 11 12 13 14 15 16 17 18 19 20 21 22 23		
													6 7 8 9 10 11 12 13 14 15 16 17 18 19 20 21 22 23		
													6 7 8 9 10 11 12 13 14 15 16 17 18 19 20 21 22 23		

疼痛改善日記　（　　月）　姓名

日期	星期	疼痛的強度 不會痛←→極度疼痛											做體操、搖晃運動的時間 ○：約10次　△：約5次　……：搖晃運動	姿勢 ○/△/×	補充說明 行動、走路、疼痛的情形等等
		0	1	2	3	4	5	6	7	8	9	#			
範例	五				○								6 7 8 9 10 11 12 13 14 15 16 17 18 19 20 21 22 23 ○(8)　……△(13)　……○(20)	△	走路一個小時後膝蓋就痛起來
													6 7 8 9 10 11 12 13 14 15 16 17 18 19 20 21 22 23		
													6 7 8 9 10 11 12 13 14 15 16 17 18 19 20 21 22 23		
													6 7 8 9 10 11 12 13 14 15 16 17 18 19 20 21 22 23		
													6 7 8 9 10 11 12 13 14 15 16 17 18 19 20 21 22 23		
													6 7 8 9 10 11 12 13 14 15 16 17 18 19 20 21 22 23		
													6 7 8 9 10 11 12 13 14 15 16 17 18 19 20 21 22 23		
													6 7 8 9 10 11 12 13 14 15 16 17 18 19 20 21 22 23		
													6 7 8 9 10 11 12 13 14 15 16 17 18 19 20 21 22 23		
													6 7 8 9 10 11 12 13 14 15 16 17 18 19 20 21 22 23		
													6 7 8 9 10 11 12 13 14 15 16 17 18 19 20 21 22 23		
													6 7 8 9 10 11 12 13 14 15 16 17 18 19 20 21 22 23		
													6 7 8 9 10 11 12 13 14 15 16 17 18 19 20 21 22 23		
													6 7 8 9 10 11 12 13 14 15 16 17 18 19 20 21 22 23		
													6 7 8 9 10 11 12 13 14 15 16 17 18 19 20 21 22 23		
													6 7 8 9 10 11 12 13 14 15 16 17 18 19 20 21 22 23		

疼痛改善日記　（　　月）　姓名

日期	星期	疼痛的強度 不會痛 ⟷ 極度疼痛											做體操、搖晃運動的時間 ○：約10次　△：約5次　……：搖晃運動	姿勢 ○/△/×	補充說明 行動、走路、疼痛的情形等等
		0	1	2	3	4	5	6	7	8	9	#			
範例	五				○								6 7 8 9 10 11 12 13 14 15 16 17 18 19 20 21 22 23 ○ ……△ ……○	△	走路一個小時後膝蓋就痛起來
													6 7 8 9 10 11 12 13 14 15 16 17 18 19 20 21 22 23		
													6 7 8 9 10 11 12 13 14 15 16 17 18 19 20 21 22 23		
													6 7 8 9 10 11 12 13 14 15 16 17 18 19 20 21 22 23		
													6 7 8 9 10 11 12 13 14 15 16 17 18 19 20 21 22 23		
													6 7 8 9 10 11 12 13 14 15 16 17 18 19 20 21 22 23		
													6 7 8 9 10 11 12 13 14 15 16 17 18 19 20 21 22 23		
													6 7 8 9 10 11 12 13 14 15 16 17 18 19 20 21 22 23		
													6 7 8 9 10 11 12 13 14 15 16 17 18 19 20 21 22 23		
													6 7 8 9 10 11 12 13 14 15 16 17 18 19 20 21 22 23		
													6 7 8 9 10 11 12 13 14 15 16 17 18 19 20 21 22 23		
													6 7 8 9 10 11 12 13 14 15 16 17 18 19 20 21 22 23		
													6 7 8 9 10 11 12 13 14 15 16 17 18 19 20 21 22 23		
													6 7 8 9 10 11 12 13 14 15 16 17 18 19 20 21 22 23		
													6 7 8 9 10 11 12 13 14 15 16 17 18 19 20 21 22 23		
													6 7 8 9 10 11 12 13 14 15 16 17 18 19 20 21 22 23		

疼痛改善日記　（　　月）　姓名

日期	星期	疼痛的強度 不會痛 ←→ 極度疼痛											做體操、搖晃運動的時間 ○：約10次　△：約5次　……：搖晃運動	姿勢 ○/△/×	補充說明 行動、走路、疼痛的情形等等
		0	1	2	3	4	5	6	7	8	9	#			
範例	五				○								6 7 8 9 10 11 12 13 14 15 16 17 18 19 20 21 22 23 ○ ……△ ……○	△	走路一個小時後膝蓋就痛起來
													6 7 8 9 10 11 12 13 14 15 16 17 18 19 20 21 22 23		
													6 7 8 9 10 11 12 13 14 15 16 17 18 19 20 21 22 23		
													6 7 8 9 10 11 12 13 14 15 16 17 18 19 20 21 22 23		
													6 7 8 9 10 11 12 13 14 15 16 17 18 19 20 21 22 23		
													6 7 8 9 10 11 12 13 14 15 16 17 18 19 20 21 22 23		
													6 7 8 9 10 11 12 13 14 15 16 17 18 19 20 21 22 23		
													6 7 8 9 10 11 12 13 14 15 16 17 18 19 20 21 22 23		
													6 7 8 9 10 11 12 13 14 15 16 17 18 19 20 21 22 23		
													6 7 8 9 10 11 12 13 14 15 16 17 18 19 20 21 22 23		
													6 7 8 9 10 11 12 13 14 15 16 17 18 19 20 21 22 23		
													6 7 8 9 10 11 12 13 14 15 16 17 18 19 20 21 22 23		
													6 7 8 9 10 11 12 13 14 15 16 17 18 19 20 21 22 23		
													6 7 8 9 10 11 12 13 14 15 16 17 18 19 20 21 22 23		
													6 7 8 9 10 11 12 13 14 15 16 17 18 19 20 21 22 23		
													6 7 8 9 10 11 12 13 14 15 16 17 18 19 20 21 22 23		

疼痛改善日記　（　　月）　姓名

日期	星期	疼痛的強度 不會痛←→極度疼痛											做體操、搖晃運動的時間 ○：約10次　△：約5次　……：搖晃運動	姿勢 ○/△/×	補充說明 行動、走路、疼痛的情形等等
		0	1	2	3	4	5	6	7	8	9	#			
範例	五				○								6 7 8 9 10 11 12 13 14 15 16 17 18 19 20 21 22 23 ○（8）……△（13）……○（20）	△	走路一個小時後膝蓋就痛起來
													6 7 8 9 10 11 12 13 14 15 16 17 18 19 20 21 22 23		
													6 7 8 9 10 11 12 13 14 15 16 17 18 19 20 21 22 23		
													6 7 8 9 10 11 12 13 14 15 16 17 18 19 20 21 22 23		
													6 7 8 9 10 11 12 13 14 15 16 17 18 19 20 21 22 23		
													6 7 8 9 10 11 12 13 14 15 16 17 18 19 20 21 22 23		
													6 7 8 9 10 11 12 13 14 15 16 17 18 19 20 21 22 23		
													6 7 8 9 10 11 12 13 14 15 16 17 18 19 20 21 22 23		
													6 7 8 9 10 11 12 13 14 15 16 17 18 19 20 21 22 23		
													6 7 8 9 10 11 12 13 14 15 16 17 18 19 20 21 22 23		
													6 7 8 9 10 11 12 13 14 15 16 17 18 19 20 21 22 23		
													6 7 8 9 10 11 12 13 14 15 16 17 18 19 20 21 22 23		
													6 7 8 9 10 11 12 13 14 15 16 17 18 19 20 21 22 23		
													6 7 8 9 10 11 12 13 14 15 16 17 18 19 20 21 22 23		
													6 7 8 9 10 11 12 13 14 15 16 17 18 19 20 21 22 23		
													6 7 8 9 10 11 12 13 14 15 16 17 18 19 20 21 22 23		

疼痛改善日記　（　　月）　姓名

日期	星期	疼痛的強度 不會痛 ⟷ 極度疼痛 0	1	2	3	4	5	6	7	8	9	#	做體操、搖晃運動的時間 ○：約10次　△：約5次　……：搖晃運動	姿勢 ○/△/×	補充說明 行動、走路、疼痛的情形等等
範例	五				○								6 7 8 9 10 11 12 13 14 15 16 17 18 19 20 21 22 23 ○ ……△ ……○	△	走路一個小時後膝蓋就痛起來
													6 7 8 9 10 11 12 13 14 15 16 17 18 19 20 21 22 23		
													6 7 8 9 10 11 12 13 14 15 16 17 18 19 20 21 22 23		
													6 7 8 9 10 11 12 13 14 15 16 17 18 19 20 21 22 23		
													6 7 8 9 10 11 12 13 14 15 16 17 18 19 20 21 22 23		
													6 7 8 9 10 11 12 13 14 15 16 17 18 19 20 21 22 23		
													6 7 8 9 10 11 12 13 14 15 16 17 18 19 20 21 22 23		
													6 7 8 9 10 11 12 13 14 15 16 17 18 19 20 21 22 23		
													6 7 8 9 10 11 12 13 14 15 16 17 18 19 20 21 22 23		
													6 7 8 9 10 11 12 13 14 15 16 17 18 19 20 21 22 23		
													6 7 8 9 10 11 12 13 14 15 16 17 18 19 20 21 22 23		
													6 7 8 9 10 11 12 13 14 15 16 17 18 19 20 21 22 23		
													6 7 8 9 10 11 12 13 14 15 16 17 18 19 20 21 22 23		
													6 7 8 9 10 11 12 13 14 15 16 17 18 19 20 21 22 23		
													6 7 8 9 10 11 12 13 14 15 16 17 18 19 20 21 22 23		
													6 7 8 9 10 11 12 13 14 15 16 17 18 19 20 21 22 23		

疼痛改善日記　（　　月）　姓名

日期	星期	疼痛的強度 不會痛 ⟷ 極度疼痛											做體操、搖晃運動的時間 ○：約10次　△：約5次　……：搖晃運動	姿勢 ○/△/×	補充說明 行動、走路、疼痛的情形等等
		0	1	2	3	4	5	6	7	8	9	#			
範例	五				○								6 7 8 9 10 11 12 13 14 15 16 17 18 19 20 21 22 23 ○ (8)　……△ (13)　……○ (20)	△	走路一個小時後膝蓋就痛起來
													6 7 8 9 10 11 12 13 14 15 16 17 18 19 20 21 22 23		
													6 7 8 9 10 11 12 13 14 15 16 17 18 19 20 21 22 23		
													6 7 8 9 10 11 12 13 14 15 16 17 18 19 20 21 22 23		
													6 7 8 9 10 11 12 13 14 15 16 17 18 19 20 21 22 23		
													6 7 8 9 10 11 12 13 14 15 16 17 18 19 20 21 22 23		
													6 7 8 9 10 11 12 13 14 15 16 17 18 19 20 21 22 23		
													6 7 8 9 10 11 12 13 14 15 16 17 18 19 20 21 22 23		
													6 7 8 9 10 11 12 13 14 15 16 17 18 19 20 21 22 23		
													6 7 8 9 10 11 12 13 14 15 16 17 18 19 20 21 22 23		
													6 7 8 9 10 11 12 13 14 15 16 17 18 19 20 21 22 23		
													6 7 8 9 10 11 12 13 14 15 16 17 18 19 20 21 22 23		
													6 7 8 9 10 11 12 13 14 15 16 17 18 19 20 21 22 23		
													6 7 8 9 10 11 12 13 14 15 16 17 18 19 20 21 22 23		
													6 7 8 9 10 11 12 13 14 15 16 17 18 19 20 21 22 23		
													6 7 8 9 10 11 12 13 14 15 16 17 18 19 20 21 22 23		

Christensen, R., Astrup, A., and Bliddal, H. Weight loss: the treatment of choice for knee osteoarthritis? A randomized trial. Osteoarthritis Cartilage. 2005; 13: 20–27

Messier, S.P., Loeser, R.F., Miller, G.D., Morgan, T.M., Rejeski, W.J., Sevick, M.A. et al. Exercise and dietary weight loss in overweight and obese older adults with knee osteoarthritis: the arthritis, diet, and activity promotion trial. Arthritis Rheum. 2004; 50: 1501–1510

Verzijl N, Bank RA, TeKoppele JM, DeGroot J. Ageing and osteoarthritis: a different perspective. Curr Opin Rheumatol. 2003;15:616–22.

DeGroot J, Verzijl N, Wenting-van Wijk MJ, et al. Accumulation of advanced glycation end products as a molecular mechanism for aging as a risk factor in osteoarthritis. Arthritis Rheum. 2004;50:1207–15.

Zafar Rasheed, ey al. Haqqi Advanced glycation end products induce the expression of interleukin-6 and interleukin-8 by receptor for advanced glycation end product-mediated activation of mitogen-activated protein kinases and nuclear factor- κB in humanosteoarthritis chondrocytes Rheumatology (Oxford) 2011 May; 50(5): 838–851.

Brouwer, R.W., et al. Braces and orthoses for treating osteoarthritis of the knee.

Kirkley, A.,et al, The effect of bracing on varus gonarthrosis. J Bone Joint Surg Am. 1999;81:539–548.

Brosseau, L., et al, Thermotherapy for treatment of osteoarthritis. Cochrane Database Syst Rev. 2003; (CD004522).

Roddy, E., et al, Aerobic walking or strengthening exercise for osteoarthritis of the knee? A systematic review. Ann Rheum Dis. 2005;64:544–548.

Mangione KK., et al,The effects of high-intensity and low-intensity cycle ergometry in older adults with knee osteoarthritis. J Gerontol A Biol Sci Med Sci. 1999 Apr;54(4):M184-90

Jan MH., et al, Investigation of clinical effects of high- and low-resistance training for patients with knee osteoarthritis: a randomized controlled trial. Phys Ther. 2008 Apr;88(4):427-36.

Rice DA et al,Quadriceps arthrogenic muscle inhibition: neural mechanisms and treatment perspectives. Semin Arthritis Rheum. 2010 Dec;40(3):250-66.

Richy, F., et al, Structural and symptomatic efficacy of glucosamine and chondroitin in knee osteoarthritis: a comprehensive meta-analysis. Arch Intern Med. 2003;163:1514–1522.
Clegg, D.O., et al, Glucosamine, chondroitin sulphate and the two in combination for painful knee osteoarthritis. N Engl J Med. 2006;354:795–808.

Unger DL. Does knuckle cracking lead to arthritis of the fingers?(Arthritis Rheum. 1998 May;41(5):949-50.)

參考文獻

Katz JN.Parachutes and Preferences--A Trial of Knee Replacement. N Engl J Med.2015 Oct 22;373(17):1668-9.

Yoshimura N, Muraki S, Oka H, et al.: Prevalence of knee osteoarthritis, lumbar spondylosis, and osteoporosis in Japanese men and women: the research on osteoarthritis/osteoporosis against dis ability study. J Bone Miner Metab. (2009) 27(5):620-8.

Zhang W,et al.OARSI recommendations for the management of hip and knee osteoarthritis, Part II: OARSI evidence-based, expert consensus guidelines.Osteoarthritis Cartilage. 2008 Feb;16(2):137-62.

Moseley, J.B., O'Malley, K., Petersen, N.J., Menke, T.J., Brody, B.A., Kuykenall, D.H. et al. A controlled trial of arthroscopic surgery for osteoarthritis of the knee. N Engl JMed. 2002; 347: 81–88

Skou ST et al. N Engl J Med. A Randomized, Controlled Trial of Total Knee Replacement.2015 Oct 22;373(17):1597-606

Creamer P, Lethbridge-Cejku M, Hochberg MC. Factors associated with functional impairment in symptomatic knee osteoarthritis. Rheumatology. 2000;39(5):490–496.

Weber M, Birklein F,et al.Facilitated neurogenic inflammation in complex regional pain syndrome. Pain. 2001 Apr;91(3):251-7

Larsson AC, Petersson I, Ekdahl C. Functional capacity and early radiographic osteoarthritis in middle-aged people with chronic knee pain. Physiotherapy Research International. 1998;3(3):153–163.

McAlindon TE, Cooper C, Kirwan JR, Dieppe PA. Determinants of disability in osteoarthritis of the knee. Annals of the Rheumatic Diseases. 1993;52(4):258–262.

Nam J,et al. Biomechanical thresholds regulate inflammation through the NF-kappaB pathway: experiments and modeling. PLoS One. 2009;4(4):e5262.

Ding C,et al. Do NSAIDs affect longitudinal changes in knee cartilage volume and knee cartilage defects in older adults? Am J Med. 2009 Sep;122(9):836-42.

Blagojevic, M., et al. Risk factors for onset of osteoarthritis of the knee in older adults: a systematic review and meta-analysis. Osteoarthritis Cartilage. 2010;18:24–33.

Madhavan S, et al. Biomechanical signals suppress TAK1 activation to inhibit NFkappaB transcriptional activation in fibrochondrocytes. J Immunol. 2007 Nov 1;179(9):6246-54.

Gelber AC Body mass index in young men and the risk of subsequent knee and hip osteoarthritis. Am J Med. 1999 Dec;107(6):542-8.

國家圖書館出版品預行編目資料

根治膝痛，膝力重生：4步驟找出痛點根源，對應正確體操才有效 / 銅冶英雄著；蘇珽詡翻譯. -- 初版. -- 新北市：大樹林, 2018.04

面； 公分. --（名醫健康書；42）

ISBN 978-986-6005-76-3（平裝）

1.膝痛 2.健身操

416.618 107003475

系列 / 名醫健康書42

書名 / 根治膝痛，膝力重生：
4步驟找出痛點根源，對應正確體操才有效

作　　者 / 銅冶英雄
翻　　譯 / 蘇珽詡
編　　輯 / 王偉婷
排　　版 / 弘道實業有限公司
設　　計 / FE設計 葉馥儀
校　　對 / 12舟
出 版 者 / 大樹林出版社
地　　址 / 新北市中和區中正路872號6樓之2
電　　話 / (02) 2222-7270　　傳　　真 / (02) 2222-1270
網　　站 / www.guidebook.com.tw
E – mail / notime.chung@msa.hinet.net
Facebook / www.facebook.com/bigtreebook
總 經 銷 / 知遠文化事業有限公司
地　　址 / 222新北市深坑區北深路三段155巷23號
電　　話 / (02)2664-8800　　傳　　真 / (02)2664-8801
初　　版 / 2018年4月
3-MAN NIN NO HIZATSUU WO NAOSHITA! ITAMI NAVI TAISOU by Hideo Doya

Original Japanese edition published by Achievement Publishing Co., Ltd., Tokyo.
This Traditional Chinese edition published by arrangement with
Achievement Publishing Co., Ltd., Tokyo in care of Tuttle-Mori Agency, Inc., Tokyo
through Keio Cultural Enterprise Co., Ltd., New Taipei City, Taiwan.

定價 / 300元　　ISBN / 978-986-6005-76-3